Dr. med. Joachim Hensel

Leibsorger und Seelsorger

Erinnerungen eines Landarztes

Diese Buchreihe erscheint im Auftrag der Dr. Max Otto Bruker Stiftung in Lahnstein bei Koblenz. Dr. Bruker (1909 – 2001) war der bedeutendste Ernährungspionier Deutschlands. Sein Hauptwerk *Unsere Nahrung – unser Schicksal* erreicht über 1 Million Auflage.

Die von Dr. med. Bruker und Ilse Gutjahr-Jung 1989 gegründete Stiftung setzt sich zum Ziel: „Die Förderung von Wissenschaft und Forschung auf dem Gebiet der Ganzheitsmedizin mit dem Schwerpunkt Vollwerternährung. Aufklärung der Bevölkerung über die Ursachen der ernährungsbedingten Zivilisationskrankheiten sowie der lebens- und umweltbedingten Krankheiten."

Dr. Mathias Jung
1. Vorsitzender
Dr. Max Otto Bruker Stiftung

Dr. med. Joachim Hensel

Leibsorger und Seelsorger

Erinnerungen eines Landarztes

ISBN 978-3-89189-234-3
1. Auflage 2022

Titelfoto: Adobe Stock
Umschlaggestaltung: Simone Kerschbaum
Satz: Eberl & Koesel Studio, Altusried-Krugzell
Druck: Memminger MedienCentrum AG, Memmingen

Inhaltsverzeichnis

1. Ich werde Arzt! 9

2. Arbeit in der Klinik – doch: Ich will in die Hausarzt-Medizin, um Krankheitsursachen besser zu erkennen 16

3. Ich will in die Hausarzt-Medizin, um alle Krankheitsbefunde in die Lebensgeschichte einzuordnen 20

4. Erste Versuche in der manuellen Medizin, in der Kinder-Chirurgie 24

5. Wenn Menschen geboren werden 26

6. Ich will in die Hausarzt-Medizin, um Kranke über einen langen Zeitraum zu betreuen 30

7. Erste Einblicke in die Ernährungswissenschaft .. 34

8. Erste Blicke in den Menschen, ohne den Leib zu eröffnen – Der Beginn der Endoskopie 37

9. Ein schon aufgegebener Patient wird gesund ... 39

10. Ein schwerer Vergiftungsfall 42

11. Ein großer Bruch in meiner Ausbildung: Ich werde wehrpflichtiger Bundeswehrarzt 47

12. Als Truppenarzt in England 52

13. Ein gewagter Behandlungsfall 56

14. Probelauf in der Hausarztmedizin 60

15. Erste Erlebnisse als Hausarzt 64

16. Die eigene Praxis gegründet in einem Dorf am Jadebusen 68

17. Als niedergelassener Arzt wieder in Lehrvisiten gelernt, im Krankenhaus und in Facharztpraxen .. 70

18. Welche Eigenschaften braucht ein Arzt? 75

19. Ärzte und Mediziner? 78

20. Plädoyer für den klassischen Hausarzt 80

21. Ist Barmherzigkeit die wichtigste ärztliche Tugend? 84

22. Kraft schöpfen durch die Bindung an die Religion 88

23. Ich beginne meine Erlebnisse in „Glossen" aufzuschreiben und zu veröffentlichen 92

24. Von der Gesundheit und dem Zufriedensein .. 97

25. Von eigener Betroffenheit und vom Umgang mit dem Tod 104

26. Vom Erziehen der Menschen, von der Muße und vom Zeitgeist 111

27. Vom Erziehen der Menschen und vom Gläschen Wein 119

28. Was die Sprache so alles verrät und das Streben nach der Ganzheit 124

29. Das Sterben wird aufgeteilt und der Wunsch nach ehrlicher Information kommt 129

30. Technisches Denken und sprachlicher Ungeist 139

31. Noch einmal: Wie unsere Sprache zu einem „Dummdeutsch" verkommt 146

32. Da musst Du nich' wieder bei 151

33. Kinder – ein Geschenk auf Zeit 155

34. Sind wir Außenseiter geworden? 166

35. Schneekatastrophe 1979 176

36. Kollegiale Zusammenarbeit 180

37. „Gehe nie zu deinem Fürst 186

38. Über Arzneimittel und Rezepte 188

39. Für eine gesunde Ernährung und Lebensführung! Die Erfolgsgeschichte des GELB . 194

40. Und die eigene Gesundheit? Und der Umgang mit der eigenen Endlichkeit? 198

41. Zum Schluss 205

1. Ich werde Arzt!

Als ich 15 Jahre alt war, hatte ich einen Taschenkalender einer christlichen Jugendorganisation. In den schrieb ich eines Tages: „Habe den Film ‚Es ist Mitternacht, Dr. Schweitzer' gesehen. Bin sehr beeindruckt. Ich werde Arzt!"

Das ist schon auch eine bemerkenswerte Aussage für einen 15-Jährigen. War mir das denn im September 1940 an der Wiege gesungen, Arzt zu werden? Damals im schönen Ostpreußen, in Masuren, dem Land der dunklen Wälder und kristallenen Seen.

Wenn man nur die harten Fakten berücksichtigt, könnte das schon gesungen worden sein: Vater, 32, Dr. med. Gert Hensel, war Arzt in der Weiterbildung zur Neurologie und Psychiatrie. Mutter, 27, Else Hensel, geb. Grunau, hatte ein glänzendes Abitur gemacht (für junge Frauen in den damaligen Verhältnissen noch ungewöhnlich). Die junge Familie, samt meinem drei Jahre älteren Bruder Dieter Gert, wohnte in einer Dienstwohnung in einer psychiatrischen Klinik (damals Heil- und Pflegeanstalt genannt). Mutter hatte einen Führerschein und fuhr einen Mercedes. In der Wohnung und im Garten gab es Personal.

Aber: Es war schon ein Jahr lang Krieg, der II. Weltkrieg! Der Vater, begeisterter Nationalsozialist, war seit 1938 freiwillig bei der Wehrmacht. Ich habe ihn selbst bis zu seinem Tod nur an wenigen Urlaubstagen zu Hause gesehen. Und schon drei Monate nach meinem fünften Geburtstag war unser oben angedeutetes Leben zu Ende.

In letzter Minute flohen wir im Januar 1945 aus Ostpreußen über die Ostsee nach Schleswig-Holstein. Wir kamen als ungebetene Flüchtlinge mit bis zu sieben Personen in einem Zimmer unter, das wir nur über das Fenster betreten und verlassen konnten, weil der Hausbesitzer einen schweren Schrank im Flur vor die Zimmertür gestellt hatte, damit „keine hergelaufenen ‚Pollaken' durch sein Haus gehen". Wasser gab es nur draußen im Hof, ein Plumpsklo im Garten.

Fünf Jahre haben wir so gelebt! Der Vater hat sich einen Tag nach Kriegsende selbst das Leben genommen in aussichtsloser Kriegssituation in Kurland. Die Mutter sammelte die geflüchteten Familienangehörigen zusammen und sorgte fürsorglich und rührend für ihre beiden Kinder und für ihre eigenen Eltern mit Hilfsarbeit und schwarzem Markt.

Die Flucht und die entbehrungsreiche Zeit blieben nicht ohne Folgen. Ich wurde krank, bekam Typhus und Tuberkulose, litt an Furunkulose und Krätze. Und ich bekam in einer Uni-Kinderklinik eine Bluttransfusion, die mich als ultima ratio retten sollte. Diesen letzten Rettungsversuch habe ich nur mühsam überlebt, weil die Blutgruppe mit den Untergruppen nicht übereinstimmte. Die Rhesus-Faktoren waren zu diesem Zeitpunkt noch nicht vollständig entdeckt! –

Meine Gesundheit bot keine guten Voraussetzungen für das Heranwachsen.

Als ich fast 10 Jahre alt war, zogen wir ins Rheinland, um in der Nähe der übrigen Familie zu sein. Es war noch immer eine Notwohnung. Immerhin schon zwei Zimmer, davon ein Zimmer mit einer Kochmöglichkeit und fließendem Wasser. Aber immer noch keine eigene Toilette, die war für mehrere Familien eineinhalb Etagen tiefer. Nach zwei Jahren bekamen wir immerhin noch ein Zimmer dazu und eine abschließbare Tür zum Treppenhaus.

Dort lebte ich, als ich den Eintrag in mein Tagebuch gemacht habe. Und etwa ein halbes Jahr später sollten wir dann in die erste Wohnung umziehen mit zweieinhalb Zimmern, Küche und Bad in der nächsten Großstadt – in Koblenz.

Ich war schon in Holstein eingeschult worden in eine einklassige Volksschule, anfangs noch mit einem fast zwei Kilometer langen Fußweg. Im Rheinland wurde ich bald von einer konfessionsgetrennten Volksschule mit Aufnahmeprüfung aufs Gymnasium geschickt. Ich war nie ein guter Schüler, anfangs mittelmäßig, später musste ich sogar eine Klasse wiederholen. Ich war ein Träumer und hatte immer eine Menge anderer Dinge im Kopf, als sie von mir verlangten. Im Jahr 1961 machte ich Abitur. Wir waren der erste Jahrgang an einem neu gegründeten Naturwissenschaftlichen Gymnasium in Koblenz.

In dieser Zeit des Heranwachsens im katholisch

geprägten Rheinland war ich, sozusagen in protestantischer Gegenbewegung, intensiv in der evangelischen Jugendarbeit tätig. Ich gründete mehrere Jugendgruppen und stieg in den Organisationsgremien auf. Ich organisierte Freizeiten und fuhr als Leiter mit einer Jugendgruppe mit dem Fahrrad von Koblenz nach Malmö in Schweden. Wir führten Theaterstücke und ein christliches Musical auf und spielten auch im Gefängnis.

Gleichzeitig begann mein literarisches Interesse sich auszudehnen. Als Kontrast zum Deutschunterricht in der Schule mit Goethe, Schiller und Thomas Mann lasen wir Brecht, Böll, Borchert und die jungen USA-Schriftsteller mit ihren fantastischen Kurzgeschichten. Heinrich Böll selbst bin ich mehrfach begegnet, auch Werner Bergengruen und Stefan Andres hörte ich lesen. Und als Wahlschriftsteller im Abitur wählte ich Ernst Wiechert, meinen Landsmann, dessen Roman *Die Jerominkinder* schon das Idealbild eines Landarztes für mich vorweg nahm. Die große Lust am Lesen hat mir wohl meine Mutter vorgelebt. Heute bin ich schon seit über 20 Jahren im Vorstand der Internationalen Ernst-Wiechert-Gesellschaft und inzwischen der Geschäftsführer und Herausgeber einiger Periodika dieser literarischen Gesellschaft.

Mit dem Beginn des Medizinstudiums 1961 an der Universität Heidelberg drehte sich der Notenspiegel um, und ich durchlief zügig ohne Pausen mein zwölfsemestriges Studium ohne Schwierigkeiten und alle

Prüfungen mit besten Noten. Das war jetzt „mein Ding“: die Medizin mit allen ihren Randerscheinungen. In den fünf Semestern der „vorklinischen Zeit“ in Heidelberg, genoss ich das freie Leben und die geistige Anregungen.

Die Vortragsreihe des „studium generale: *Was ist der Mensch*“, mit Vorlesungen zu dieser Thematik aus allen Fakultäten, habe ich nie versäumt. Sie ging über mehrere Semester. Man musste schon eine Stunde vor Vorlesungsbeginn im Hörsaal sein, um einen Platz zu bekommen. Da sprachen Professoren aus allen Fakultäten: Philosophen, Theologen, Mediziner, Politologen, Wirtschaftswissenschaftler, aber auch Dichter, Politiker und Prominente des öffentlichen Lebens. Oft wurde im Anschluss an den Vortrag diskutiert. Diese Reihe erweiterte neben all den Fachinformationen des Medizinstudiums den Horizont und legte eine humanistische Bildung in uns junge Studenten, für die ich bis heute sehr dankbar bin.

Nach den beiden Prüfungen Vorphysikum und Physikum, die mir keine Schwierigkeiten machten, aber viel intensives „Büffeln“ erforderten, wechselte ich zum Studium der klinischen Semester 1963 nach Hamburg. Dorthin hatte ich mich mit meiner Freundin Heide verabredet, die ihr Volkswirtschaftsstudium an der Universität in Freiburg begonnen hatte und auch nach Hamburg wechselte. Wir kannten uns schon seit acht Jahren und waren in dieser Zeit wie Geschwister gemeinsam durchs Leben gegangen. Aber irgendwann

„funkte es". Wir beendeten beide unser Studium in Hamburg, und noch bevor ich mit dem Examen fertig war, heirateten wir. Und diese Verbindung besteht durch alle Höhen und Tiefen hindurch (deutlich mehr Höhen!!) seit 57 Jahren (zusammen laufen wir schon seit 67 Jahren durch das Leben). Die diamantene Hochzeit steht in drei Jahren an.

Ich war schon nach dem Studienbeginn in Heidelberg „heimatlos" geworden, weil meine Mutter zunächst für ein Jahr in die USA gegangen war als Erzieherin und Haushaltshilfe zu vermögenden amerikanischen Familien. (Später wurde aus dem einen Jahr viermal ein Jahr). Unsere Wohnung war vermietet. Das gab mir noch mehr Freiheitsgefühl in den ersten Semestern. Meiner „Schwester" Heide, mit der ich vieles teilte (auch ihre Familie stammte aus Ostpreußen, auch ihr Vater war im Krieg verstorben), ging es ähnlich, denn auch ihre Mutter folgte meiner Mutter, mit der sie schon einige Jahre befreundet war, in die USA. Wir waren beide ungebunden und richteten unser Leben selber ein!

Meine spätere Frau begann nach Beendigung ihres Volkswirtschaft-Studiums eine journalistische Karriere bei dem bekannten Hamburger Wochenmagazin DER SPIEGEL. Ich beendete mein Studium und schloss sofort die Promotion an. Das Thema der Doktorarbeit *Die jahreszeitlichen Schwankungen der Infekthäufigkeit während einer Klimakur in Wyk auf Föhr bei Kindern verschiedener Altersklassen und Konstitution* hatte ich mir bei einer Famulatur auf der Nordseeinsel selbst gesucht und die Arbeit schon lange vor dem Staatsexamen fertig geschrieben. Ich begann mit der vorgeschriebenen zweijährigen Zeit als Medizinalassistent an Hamburger Kliniken und zog dann mit meiner Frau nach Stade, um mich dort an einer neu gegründeten Klinik gründlich ausbilden zu lassen.

Über vieles, was mir dabei und auf meinem späteren Berufsweg so auffiel und begegnete, will ich in diesem Buch berichten. Fangen wir in der Medizinischen Klinik in Stade an, wo ich Stationsarzt geworden bin und mich häufig um Patienten mit Magenblutungen kümmern muss.

2. Arbeit in der Klinik – doch: Ich will in die Hausarzt-Medizin, um Krankheitsursachen besser zu erkennen

Die Falten an der Schlafanzugjacke waren noch ganz frisch. Es war sofort zu sehen, dass dieses Kleidungsstück neu gekauft und noch nicht getragen war. Auch die modischen Farben der siebziger Jahre passten nicht zu dem wettergegerbten Gesicht des älteren Mannes. Er lag mit tief heruntergezogenen Mundwinkeln und blassem, deutlich schmerzverzerrtem Gesicht in seinem Bett auf der Station Medizin III im sechsten Stock im Schwerpunkt-Krankenhaus in Stade, im Alten Land, nicht weit von Hamburg. Das war in den ersten siebziger Jahren, 1972 oder 1973.

Ich arbeitete in der Magen-Darm-Station. Schon einige Tage kämpften wir um das Leben dieses Patienten. Er hatte eine heftige Blutung aus einem Magengeschwür und sehr viel Blut verloren. Wir hatten zu der Zeit wenige Medikamente, um solche Krankheiten zu behandeln oder gar zu heilen. Eine Überproduktion von Magensäure war eine der Hauptursachen der Entstehung von Magengeschwüren, die bluteten. Arzneimittel, die die Säure im Magen der Patienten verminderten, waren damals noch nicht erfunden. Es gab nur eine Art medizinischer Magenmilch. Und es gab ein schluckbares Medikament, das über dem blutenden Geschwür so etwas wie ein klebriges Netz entfaltete, um das von der Magensäure gefressene Loch in der Magenschleimhaut zu verschließen. Wenn die Blutung nicht zum Stehen kam, musste der Patient von uns Internisten an die Chirurgen zur Operation übergeben werden. Und diese Operation bedeutete eine Verstümmelung des Magens für das ganze weitere Leben. Und ich, als Internist, hatte meinen Kampf um die Heilung im unversehrten Menschen verloren.

Ich war damals Stationsarzt der Station Medizin III. Ich befand mich in der Weiterbildung zum Facharzt für Innere Medizin und war gerade knapp über 30 Jahre alt. Ich war begeistert von der Medizin. Ich war getrieben von dem Wunsch, den menschlichen Körper mit seinen Funktionen kennen zu lernen und den Kranken zu helfen. Sie sollten mit meiner Hilfe gesund werden, ich wollte sie heilen.

Auf meiner Station lagen immer wieder Menschen mit blutenden Magengeschwüren. Ich entsinne mich an viele ärztliche Konsilien mit den herbeigerufenen Chirurgen und Anästhesisten, wenn der Zustand der Patienten durch die nicht zu stillende Blutung weiter bedrohlich wurde. Oft auch mitten in der Nacht. Ich wollte mit aller Macht diese Verstümmelungsoperationen verhindern.

Immer trieb mich die Frage um: Was waren die Ursachen für diese häufigen Magenblutungen? Warum produzierten die Menschen diese großen Mengen an

Magensäure? Warum sind die Menschen so sauer? Wenn es noch nicht zur Blutung gekommen war, haben wir mit Hilfe einer dünnen Magensonde und einer kleinen elektrischen Pumpe die Magensäure abgesaugt. Ich war immer wieder erschrocken, wenn ich dann sah, welche großen Mengen an Magensaft in dem Glas der Absaugmaschine zu sehen war. Das wurde in Litern gemessen!

Auch meinen Patienten mit den noch neuen Liegefalten im Schlafanzug hatte ich gefragt, wie seine Krankheit wohl entstanden sein könnte. Ob er sich das auch schon gefragt habe. Ob er eine Ursache für diese Übersäuerung kenne. Doch er war, wie alle Menschen seiner Landschaft, wortkarg und verschlossen. Auf alle Fragen kam ein kurzes „Das ist dann wohl so!", oder „Da kannste nix machen". Eine häufig gebrauchte Redewendung war noch kürzer: „Hilft ja nix". Das Erheben einer Anamnese ist schwierig bei diesem Menschenschlag.

Immer wieder dachte ich: Ich müsste diese Menschen einmal in ihrem alltäglichen, häuslichen Umfeld sehen und erleben können. Ich möchte wissen, ob nicht der Grund für die viele Magensäure im häuslichen Umfeld zu finden ist. Ob die Ursache für das „Sauerwerden" nicht am Frühstückstisch gegenübersitzt. Oder an den Essgewohnheiten im Kühlschrank erkennbar ist. Oder am Arbeitsplatz. Ich wollte so gerne wissen, wie sehen meine Patienten zu Hause aus in ihrer täglichen Umgebung, in ihrem Umfeld, ohne den neu gekauften Schlafanzug mit seinen Liegefalten. Und so entstand in mir der Wunsch, in die Hausarztmedizin zu gehen.

Mein Chef, der berühmte Internist Professor Dr. Fritz Heepe, konnte das gar nicht verstehen. „Sie brauchen doch die Errungenschaften der modernen Medizin, die wir alle hier im Krankenhaus nutzen können", sagte er. „Draußen in der Allgemeinmedizin auf dem flachen Land stehen Sie ja ‚barfuß' da. Wenn Sie hier in der Klinik unzufrieden sind, besorge ich Ihnen gerne eine andere Position im Haus. Aber bleiben Sie mal hier bei uns. Ich habe beobachtet, wie liebevoll und fürsorglich Sie mit den Patienten umgehen. Ich mache Sie zum Stationsarzt meiner Privatstation. Aber diese Idee mit der Allgemeinmedizin auf dem Land, die schlagen Sie sich mal aus dem Kopf".

3. Ich will in die Hausarzt-Medizin, um alle Krankheitsbefunde in die Lebensgeschichte einzuordnen

Es gab eine weitere Erfahrung, die mich in die eigenverantwortliche Medizin und damit auch in die Allgemeinmedizin drängte. Ich hatte als Arzt auf der Privatstation des weithin bekannten Professors auch die Aufgabe, seine Patienten zu begrüßen und die Anamnese zu erheben. Und da war mir aufgefallen, dass immer häufiger Patienten kamen, die ihre Beschwerden nicht klar äußern konnten. Sie waren mit dem allgemein gehaltenen Auftrag „Zur Durchuntersuchung" angemeldet. Auf die Frage, wie es ihnen gehe, oder was ihnen fehle, kamen oft so merkwürdige diffuse Angaben, die schwer einzuordnen waren. Etwa: „Ich habe das Gefühl, dass meine Nieren nicht ausreichend den Urin erarbeiten, und ich glaube auch, dass meine Herzaktionen nicht präzise regelmäßig sind". Was hieß denn das?

Ich fragte dann zurück: „Und welche Beschwerden macht diese Störung bei Ihnen, wie spüren Sie das?" Und immer kamen dann so unklare, ausweichende Antworten. Nach mehreren Patienten, die ähnlich unklar ihre Beschwerden vortrugen, hatte ich den Schlüssel gefunden: Es war 1970 nach dem Vorbild der

Mayo Klinik in Rochester/USA die „Deutsche Klinik für Diagnostik" in Wiesbaden gegründet worden. Die Klinik setzte ihren Schwerpunkt auf die Diagnose von komplizierten Erkrankungen mit fachübergreifender Zusammenarbeit von über 60 Spezialisten. Man kam auf eigenen Wunsch zur ambulanten Untersuchung in das Zentrum. Dort wurde man zu Beginn von einem Arzt befragt. Dieser Arzt legte fest, welche Spezialisten eine fachbezogene Untersuchung machen sollten. Dann wurde man in einem Haus vom Augenarzt zum HNO-Arzt, vom Laborarzt zum Nephrologen, vom Kardiologen zum Proktologen geschickt und so weiter. Nach dem Durchlauf durch alle für notwendig befundenen Fachgebiete der Medizin erhielt man alle einzelnen Untersuchungsbefunde in einem blauschwarzen Aktendeckel abgeheftet. Oft waren es mehr als zehn solcher Einzelbefunde. Damit durfte man die Klinik wieder verlassen. (Nachdem man ordentlich bezahlt hatte. Aber das tat man ja gerne, denn jetzt weiß man ja endlich genau, was man hat!). Oft sogar verließen die Patienten, zumindest wohl in der Anfangszeit, ohne ein erklärendes Schlussgespräch das Diagnostik-Zentrum.

Und dann fragte der neue Patient uns im Krankenhaus nach der Nierenfunktion, weil auf dem Laborblatt in Wiesbaden der Kreatininwert für die Nierenfunktion rot gemarkert war. Und sprach über seine Herzaktionen, weil im EKG der Klappenschluss der Aortenklappe als verzögert gemeldet worden war.

Niemand hatte die Befunde eingeordnet. Kein Arzt hatte erklärt, welchen Stellenwert diese technisch erhobenen Befunde für die Gesundheit des Untersuchten haben. Wie sie einzuordnen sind.

Ich hatte bald erkannt, was diese unklaren Angaben für einen Ursprung hatten und sagte dann gleich, oft zur Verblüffung der Patienten: „Dann zeigen Sie mir doch bitte einmal ihre Diagnose-Mappe aus der Deutschen Klinik für Diagnostik". Die einzelnen Befunde in der Mappe waren für uns von großer Bedeutung. Die Wiesbadener Klinik hatte Koryphäen für jedes Fachgebiet engagiert. Die Befunde waren präzise und mit den modernsten Geräten erstellt.

Was nur fehlte, war das Einbinden der Befunde in die Geschichte des einzelnen Menschen. Das Werten der einzelnen Angaben. Damit verbunden war das Entängstigen des verunsicherten Patienten.

Ich habe später in der eigenen Praxis von den Erfahrungen mit den Patienten der Wiesbadener Klinik profitiert. Ich hatte mit einer Reihe von Fachärzten in der nächsten Umgebung gute Beziehungen. Ich überwies gezielt Patienten dorthin. Ich sagte oft sinngemäß dem Patienten: Fragen Sie den Doktor nicht zu viel nach dem Ergebnis der Untersuchung. Das ist ja auch oft noch gar nicht komplett, wenn Sie die Praxis wieder verlassen. Der Doktor schreibt mir dann einen Befundbericht. Ich ordne das in Ihre Krankheits- oder Gesundheits-Biographie ein, bespreche das ausführlich mit Ihnen und sage Ihnen, was wichtig ist und was nur eine unbedeutende Abweichung vom Normalen ist.

4. Erste Versuche in der manuellen Medizin, in der Kinder-Chirurgie

Ich ginge liebevoll und fürsorglich mit den Patienten um, hatte mein Chef gesagt und mich auf seine Privatstation geholt. Das mit meiner empathischen Betreuung von Patienten hatte ich schon einmal gehört. Es war der Grund, weswegen ich eine Ausbildung in der Inneren Medizin machte. Angefangen hatte ich nämlich nach meinem Staatsexamen in der manuellen Medizin, in einer ersten Anstellung in einem Krankenhaus für Kinderchirurgie im Norden Hamburgs. Das war ein kleines, eigenständiges Haus und gehörte nicht zur Universitätsmedizin. Der Chefarzt war ein gütiger, aufrechter, adeliger Baltendeutscher, Dr. med. Werner von Ekesparre. Er gehört mit seinen Lehrern Fritz Rehbein und Inge Petersen zu den Pionieren der Kinderchirurgie in Deutschland.

Wir hatten eines Tages ein Kind mit einer spina bifida zu operieren, einem sogenannten offenen Rücken. Die Eltern gehörten einer religiösen Sekte an, die das Verwenden von Blutkonserven verbot. Eine Operation ohne Bereitstellung einer Blutkonserve erschien den Ärzten aber in diesem Fall zu risikoreich. Also kam nach langer Diskussion und Vorbereitung spät abends ein Richter in das Krankenhaus und entmündigte die Eltern. Mir sprach er die Vormundschaft für dieses Kind zu. Wir operierten das kleine Wesen mit Erfolg noch in der Nacht. Während der Operation ging die religiöse Gemeinde mit den Eltern singend immer wieder rund um das kleine Krankenhaus. Wir hörten das Singen beim Operieren. Am nächsten Morgen wurde ich wieder amtlich von meiner kurzen Vaterschaft entbunden.

Der baltische Klinikchef bestellte mich am Ende meiner Medizinalassistenzarztzeit bei ihm, die auf sechs Monate verabredet war, zu sich und sagte: „Lieber Herr Kollege Hensel! Ich habe Sie während ihrer Arbeit in meinem Krankenhaus sehr genau beobachtet. Das chirurgische Tun mit den Händen ist nicht Ihr Handwerk. Aber der liebevolle Umgang mit den Patienten, das ist ihre große Stärke. Gehen Sie nicht in die handwerkliche, sondern in die sprechende Medizin!"

Zunächst war ich enttäuscht. Ich war von der guten Atmosphäre dieses Hauses und der Belegschaft begeistert und hatte diese Sympathie auch auf das Fachgebiet übertragen. Aber später war ich diesem weitblickenden Kollegen sehr dankbar für seinen damaligen Rat. Ich meldete mich in der Inneren Medizin an. Noch heute glaube ich, dass der einfühlsame Kollege mich richtig eingeschätzt und beraten hat. Von ihm habe ich viel gelernt, was den Umgang mit Menschen angeht. Mit kleinen und auch mit großen Patienten und mit Kollegen.

5. Wenn Menschen geboren werden

Während ich mich daran erinnere, dass ich einmal, noch als Arzt in der Ausbildung, mit Neugeborenen gearbeitet habe und mir einmal die Vormundschaft zugesprochen wurde, fällt mir noch ein Erlebnis ein. Während des Studiums wird eine Teilnahme an einem Geburtshilfekurs gefordert. Man meldet sich in einer Frauenklinik und bekommt bestimmte Tage zugewiesen, an denen man im Kreissaal bei Geburten zuschauen darf. Dafür gab es dann ein Testat, einen „Schein“, wenn man bei mehreren Geburten anwesend war.

So erlebte ich also zum ersten Mal, wie ein Mensch auf die Welt kommt! Es war für mich so bewegend, dass es mir heute noch schwer wird, meine tiefe Ergriffenheit zu beschreiben. Bei jeder Geburt, bei der ich anwesend war, kamen mir die Tränen. Noch in der Klinik war mir das peinlich. Aber ich hatte immer das Gefühl, Zeuge der Schöpfung zu sein. So wie ich später bewegt in Island an den brodelnden Geysiren und dampfenden Schlammlöchern stand und sagte: „Hier wird die Welt noch geboren“.

In Hamburg gab es eine Regel, dass Schwangere, deren Geburt unmittelbar bevorstand, wenn sie in keiner Klinik angemeldet waren, vom Rettungsdienst oder der Feuerwehr in die Universitäts-Frauenklinik

Eppendorf gebracht wurden. Das waren nicht immer die am besten Gepflegten und Versorgten. Und so war es auch bei einer der ersten Entbindungen, bei denen ich assistierte.

Die Hebammen hatten mit großen Tüchern abgedeckt, was eigentlich nach Wasser und Seife schrie. Die Patientin gab nur kurze, schnoddrige Antworten auf alle Fragen, arbeitete aber stark mit bei allen Anordnungen, ohne Wehklagen und Nachfragen. Nach einer relativ kurzen Zeit erschien dann ein dunkler, verklebter Haarschopf, ein verknautschtes Gesicht und schließlich ein kleiner noch verkrümmter Mensch, der kräftig schrie. Ein Wunder, ein Schöpfungsakt, ein großes, kaum zu fassendes Geschehen. Ein neues, einmalig geschaffenes Wesen ist zur Welt gekommen. Es schrie sofort nach menschlicher liebevoller Zuwendung und Hilfe. Mir kamen die Tränen.

Es war ein Junge, der geboren worden war. Mit großer Freude und innerer Bewegtheit rief ich es der Mutter zu: „Es ist ein Junge, herzlichen Glückwunsch!" Und etwas später fragte ich dann: „Wie soll er denn heißen?" „Weiß ich nicht. Wie heißt du denn?" „Joachim". „Na, denn heißt der auch Joachim".

Wenn sich das bewahrheitet hat und ein gesundes Leben damals entstanden war, dann lebt heute noch ein Mann mit meinem Vornamen in Hamburg oder sonst irgendwo in der Welt. Was mag es für ein Lebensweg gewesen sein, der damals begonnen hat? Ich war dabei, als er begonnen hat, beim ersten Augenaufschlag. Es ist für mich immer noch ein einmaliger Schöpfungsakt, auch wenn mein Verstand mir sagt, dass es immer wieder so geschieht, tausendfach, in der ganzen Welt.

Später habe ich noch bei einigen Geburten assistiert. Einige auch als Hausarzt betreut, obwohl das immer ein Risiko war und ich nicht genügend dazu ausgebildet war. Unvergessen ein Anruf an einem sonnigen Karfreitag. Eine fast fröhlich klingende weibliche Stimme am Telefon: „Kommen Sie schnell, das Baby kommt“. Es waren nur zwei Kilometer. Die Tür zur Diele des schönen alten Bauernhauses stand offen, die Sonne schien hinein, und auf dem Klinkerfußboden lag auf einer Decke die Gebärende. Es war niemand bei ihr, niemand war im Hause, sie war ganz allein. Ich kniete neben ihr auf dem Boden. Es dauerte nur wenige Minuten, dann war ohne viel Bemühen das Kind geboren. Wir beide hatten die Augen voller Tränen und ließen das auch zu. Ich umarmte sie, eine mir völlig fremde Frau, sie war nicht meine Patientin. Wir beide waren tief bewegt. Wenige Stunden später, im Gottesdienst am Karfreitag, konnte ich die Geschichte vom Tod Jesu am Kreuz besser ertragen mit dem Erlebnis des neu entstandenen Lebens. Noch heute kommt ein Lächeln in mein Gesicht, wenn ich an diesem Bauernhaus in unserem Dorf vorbeifahre.

Ein anderes Mal kam ich im Notdienst im Nachbarort zu einer Familie, die um ein etwa zehnjähriges Mädchen versammelt war. Sie hatte eine schwere

Rachenentzündung. Noch bevor ich sie untersuchen konnten, sagten die Eltern immer wieder: „Na und – na und – Herr Doktor?!" Ich wusste nicht, was sie wollten. „Na erkennen Sie das Kind denn nicht, Sie haben ihr doch damals – auch im Notdienst – auf die Welt geholfen!" Nein, sie hatte ich nicht mehr erkannt. Nur dass ich in dem Haus schon einmal gewesen war, erinnerte ich.

Bei der Geburt unserer drei eigenen Kinder war ich natürlich auch zugegen. Und mit meinen ganzen Gefühlen sehr dabei. Da brauchte ich mich meiner Tränen nicht zu schämen und auch nicht meiner so tief empfundenen übergroßen Freude und Dankbarkeit.

6. Ich will in die Hausarzt-Medizin, um Kranke über einen langen Zeitraum zu betreuen

Der Patient mit den Liegefalten im Schlafanzug wurde gesund, ohne dass er operiert werden musste. Er wurde entlassen. Irgendwie ging mir aber gerade dieser „Fall" nicht aus dem Kopf. Ich hatte erfahren, dass der Mann in einem kleinen Dorf in der Nähe der Klinik wohnte und etwas mit Autos zu tun hatte. Als ich einmal durch dieses Dorf fuhr, sah ich seinen Namen in dicken Lettern an einer Tankstelle. Ich hielt an und fand ihn in seinem Büro. Er erkannte mich gleich, begrüßte mich kurz und freundlich und sagte, es ginge ihm leidlich gut; er sei dankbar, dass wir ihm geholfen haben, damals im Krankenhaus. Er habe immer noch ab und zu Magenschmerzen, aber das liege an seiner Arbeit hier, sagte er. Das gehe nämlich nicht so, wie er sich das wünsche. Von diesen Sorgen hatte er mir im Krankenhaus nichts erzählt. Unser Gespräch wurde unterbrochen, erst durch das Telefon und danach durch eine scharfe Stimme, die ihn aus dem Nachbarzimmer rief.

Ach ja – da waren ja schon zwei Gründe für sein Magengeschwür zu erkennen, zwei Säurelocker! Ich merkte sofort: Das hier war mein Arbeitsfeld! Wir sprachen noch eine Weile miteinander. Ich konnte meinen ehemaligen Patienten dazu bringen, hier in seinem vertrauten Umfeld doch ein wenig über seinen Tageslauf und seine Sorgen zu sprechen. Vielleicht haben wir auch gemeinsam einige „Baustellen" gefunden, an denen er etwas ändern konnte. Ambulante medizinische Prophylaxe plus Seelsorge!

Heute gibt es kaum noch solche blutenden Magengeschwüre, die durch diese verstümmelnde Operation behandelt werden müssen. Nur in Ausnahmefällen wird die 1881 von Theodor Billroth eingeführte Operationsmethode noch angewandt. Etwa bei Krebserkrankungen. Magenbeschwerden durch Übersäuerung werden durch Medikamente behandelt, die die Säureproduktion in der Schleimhaut des Magens blockieren. Schon einige Wochen, bevor das erste dieser neuen und so vielversprechenden Medikamente auf den Markt kam, hörte ich auf einem Kongress für Internisten, wie ein bekannter Münchener Professor dieses Heilmittel als epochale Neuentwicklung vorstellte. Er hatte das Medikament in seiner Klinik schon vor der Zulassung erprobt. Als ich wenige Tage nach dem Kongress meine Nachbarin am Zaun traf, schilderte sie mir klagend die Magenprobleme ihres Mannes. Dieser selbständige Schlachtermeister, dieser bullige Typ, erbrach jeden Morgen eine große Menge Magensäure in die Toilettenschüssel, bevor er zur Arbeit gehen konnte. „Aber zum Arzt geht er nicht, auch zu Ihnen nicht!", sagte seine Frau bitter.

Ich rief den Münchner Professor an und fragte nach den neuen, säurehemmenden Tabletten und wann diese Erfindung denn marktreif wäre. Zwei Tage später bekam ich in einem Brief, zwischen zwei Tempo-Taschentüchern verpackt, zwanzig Tabletten, mit Probenummer in einem Blisterstreifen. Gleich brachte ich die Tabletten meiner Nachbarin. Schon drei oder vier Tage später erschien sie mit einem großen Blumenstrauß bei meiner Frau und bedankte sich überschwänglich: So gut sei es ihrem Mann schon seit Jahren nicht gegangen!

Es war mindestens ein Vierteljahr nach meinem ersten „Hausbesuch" bei meinem Magenpatienten in der Tankstelle, als ich noch einmal dort vorbeifuhr, anhielt und mit ihm sprach. Ich hatte den Eindruck, dass es ihm etwas besser ging. Hatte er sich an die kleinen Ratschläge gehalten, die wir bei meinem letzten Besuch gemeinsam besprochen hatten? War es für ihn eine Hilfe, nach einem kurzen Zeitraum mit demselben fachkundigen Menschen noch einmal über seine gesundheitlichen Probleme zu sprechen? Wirkte das besser, als immer wiederkehrende Ermahnungen zu Hause? Von immer derselben Person, mit immer demselben vorwurfsvollen Ton. Mit der schon bekannten, sich immer wiederholenden Rhetorik.

In mir erwachte der dringende Wunsch, Menschen über einen längeren Zeitraum begleiten zu können, als Arzt mit heilenden Maßnahmen und mit gesundheitlichen Ratschlägen. Auch mit einer „Erziehung zur Gesundheit", zu einer gesunden Lebensführung.

Patienten nicht immer nur für wenige Tage im Krankenhaus im Bett liegen zu sehen, war mein Wunsch. Hier im Klinikbett, fern vom Lebensumfeld, kann ich kaum voraussehen und erahnen, ob alle meine medizinischen Hilfsmittel und Anwendungen auch zu einem dauerhaften Erfolg führen werden. Ob sie helfen werden, auch über die paar Krankenhaustage hinaus. Patienten möchte ich in ihrem Umfeld schützen und stützen. Auch dann, wenn sie wieder in ihre alten Gewohnheiten verfallen, die ihre Gesundheit gefährden. Gewohnheiten, die sie sich mit meinem Rat und meinem Zureden schon einmal abgewöhnt hatten.

Es sollte noch eine ganze Zeit dauern, bis mir der Wunsch erfüllt wurde, in einer eigenen Praxis auf dem Land meine Vorstellungen von einer ärztlichen Lebensbegleitung zu verwirklichen. Es sollte ja eine Hilfestellung in vielen Lebensbereichen und ein Heilen von vielen Fehlern sein, was mir als Idealfall vorschwebte. Dafür brauchte ich eine umfangreiche gute Ausbildung. Gleichzeitig wurde mir deutlich, wie wichtig bei dieser Arbeit als Allgemeinmediziner auf dem Land auch eine seelsorgerliche Begleitung sein wird. Auch die müsste ich meinen Patienten bieten können. Und die würde ich wohl auch häufig selber brauchen.

7. Erste Einblicke in die Ernährungswissenschaft

Eine gute Ausbildung an der großen Klinik in Stade war für mich gesichert. Als ich später zusätzlich internistischer Konsiliarius in anderen Fachbereichen der Klinik wurde, hatte ich unter anderem Gelegenheit, in der Neurologisch–Psychiatrischen Klinik unseres Krankenhauses an den Visiten teilzunehmen und „Hintergrund-Dienste" mitzumachen. Auch das hat mir später, als ich niedergelassener Arzt war, sehr geholfen. Allein das Ansprechen psychisch Kranker habe ich mir von den Fachkollegen immer wieder angehört und aneignen können.

Glücklicherweise war mein Chefarzt in der Inneren Medizin, Professor Dr. med. Fritz Heepe, ein Ernährungswissenschaftler. Er lehrte an der Universität Münster. Er hatte auf dem Gebiet der Ernährungsmedizin schon vielfach Fachartikel und mehrere Fachbücher veröffentlicht. So rückte dieses wichtige Gebiet schon früh in mein Blickfeld, und ich wurde täglich und intensiv zur Ernährungswissenschaft geführt. Später sollte es ein Schwerpunkt meiner Tätigkeit werden.

Der renommierte Professor war in der Stadt als „Salat-Professor" verschrien. Es ging die Sage, man bekäme auf seinen Stationen in der Klinik nur Salat und Körner zu essen und müsse sich schon eine Zusatzkost von zu Hause mitbringen, um zu überleben und nicht zu verhungern.

Die Ernährung der Kranken hatte einen wichtigen Platz in der Klinik des Professors. Er hatte ein umfangreiches Schriftwerk verfasst für seine „Diätküche" mit einer Vielzahl von Kostformen, Diäten genannt, für alle möglichen Krankheiten. Sie waren nach dem Krankheitszustand katalogisiert. Es gab zum Beispiel für Patienten mit Magenbeschwerden die Diäten *Magen I, Magen II* und *Magen III.* Oder für Bauspeicheldrüsenkranke *Pankreas I, Pankreas II, Pankreas III.* Je nachdem welche Organe befallen waren und wie fortgeschritten die Krankheit war, gab es einen angepassten Diätvorschlag.

Es gab für die ärztlichen Mitarbeiter auf der Privatstation des Professors ein Haferflockenfrühstück mit Obst und Nüssen und gezuckerter Kondensmilch. Noch war der Name „Bircher Muesli" in der Klinik nicht eingeführt. Aber die heilkundlichen Erkenntnisse von Dr. Maximilian Bircher-Benner wurden sehr geachtet.

Erst sehr viel später, nach der Begegnung mit Dr. Max Otto Bruker in Lahnstein und nach dem ausführlichen Studium seiner Bücher, wurde mir der prophylaktische Wert einer vernünftigen Ernährung zunehmend bewusst. Bei Professor Fritz Heepe in der Klinik war eine richtige Kostführung ein Heilmittel für den vorgefundenen Krankheitszustand. Von Dr. Bruker lernte ich die Kostführung als Prophylaxe zur Vermeidung ernährungsbedingter Krankheiten kennen. Und ich lernte diese von den lebensbedingten und den umweltbedingten Krankheiten zu unterscheiden.

Und vor allem lernte ich den Wert der unbehandelten, vollwertigen Nahrung mit allen Bestandteilen kennen, den Wert des Rohen, des Lebendigen. Mein Klinikchef dachte doch sehr analytisch. Welche Inhaltsstoffe waren wichtig und in welcher Menge. Vom Verlust der Qualität der Nahrung durch Bearbeitung war weniger die Rede. Was die Industrie unseren Lebensmitteln antut, um daraus Nahrungsmittel zu machen, habe ich besonders in der Begegnung mit Ulrich Grimm gelernt, dem Bestsellerautor von *Die Suppe lügt*. Ich bin ihm erstmals 1997 in Erlangen begegnet, wo wir beide auf einer Tagung zu Ernährungsfragen referierten. Seine Bücher habe ich verschlungen!

Dass die Nahrung minderwertig wird, wenn sie fabrikatorisch bearbeitet wird, davon war in der Klinik in Stade noch nicht die Rede. Prof. Heepe war doch eher ein Vertreter der Reformhauskost. Und dass das Reformhaus so heißt, weil seine Ernährungsrichtlinien verstaubt und reformbedürftig sind, habe ich erst durch Dr. Brukers schwäbischen Humor kennen gelernt.

8. Erste Blicke in den Menschen, ohne den Leib zu eröffnen – Der Beginn der Endoskopie

Die Magen-Darm-Erkrankungen waren ein Schwerpunkt in der Klinik, in der ich zum Internisten ausgebildet wurde. Und so war es eine Sternstunde, als ich bei einem Kongress in Würzburg zum ersten Mal endoskopische Bilder aus dem Inneren unseres menschlichen Verdauungstraktes sehen konnte. Der Nestor der Gastroenterologie in Deutschland, Prof. Ludwig Demling aus Erlangen, zeigte sie öffentlich allen Kongressteilnehmern. Auch die Kollegen unserer Klinik hatten begeistert von der Möglichkeit gehört, ohne Eröffnung des Körpers, so tief ins Verdauungssystem zu schauen. Da zu der Zeit der Etat der neu erbauten Stader Klinik nicht so knapp war, wurde ich ausgesucht, ein erstes Endoskop zu besorgen und abzuholen. Die japanische Firma saß mit einem extrem schicken Büro in Hamburg, und dort holte ich eines Tages das erste Gastroskop ab, das an ein allgemeines Krankenhaus und nicht an eine Universitätsklinik geliefert wurde, so wurde mir erzählt.

Ich fuhr mit dem Zug nach Hamburg. Da die Geräte noch astronomische Preise hatten, wurde mir unser Gerät, nach kurzer Einführung und Anleitung in einem sehr edel aussehenden Köfferchen mit einer Handschelle an meinem linken Handgelenk fixiert. So fuhr ich dann, mit dem angeschmiedeten Koffer mit der U-Bahn und der Vorortbahn von Hamburg zurück in die Klinik nach Stade.

Da wir kein ärztliches Dienst- oder Untersuchungszimmer hatten, das man vollständig verdunkeln konnte, nagelte ich mit zwei Kollegen Wolldecken vor das Fenster. Dann schauten wir zum ersten Mal mit dem Gastroskop in den Magen eines Patienten. Es war eine Sternstunde in den frühen 70er Jahren. Das genaue Datum weiß ich nicht mehr. Heute ist diese Technik Standard. Sie ist längst auch in den Praxen angekommen, bei den niedergelassenen Gastroenterologen und bei vielen anderen Fachärzten.

9. Ein schon aufgegebener Patient wird gesund

Von einem Erlebnis während meiner Klinikzeit möchte ich noch berichten, weil damit auch mein Wunsch nach einer Hausarzt-Medizin erneut bestärkt wurde. Ach, wüsste ich doch, wie es zu Hause bei meinen Patienten aussieht!

Während einer Visite mit den Stationsschwestern und einem Medizinstudenten wurde ein Patient gebracht, der sich müde auf einen Stuhl auf dem Flur setzte. Die Begleiter, die ihn hergebracht hatten, gingen sofort wieder. Die Schwestern der Station kümmerten sich sogleich um ihn, riefen mich aber um Hilfe, weil der Patient schon nicht mehr ansprechbar war. Ich eilte mit meinem Famulus zu ihm. Der alte Herr war aber nicht bewusstlos, sondern eingeschlafen! Auf unseren Zuruf hin antwortete er mit einer tiefen, kaum verständlichen Stimme.

Sofort fielen uns verschiedene Merkmale auf, die uns seinen Zustand erklären konnten. Der Famulus war begeistert, sein Wissen zu zeigen und zählte verschiedene Symptome auf. Ich fragte nach weiteren Zeichen, wie in einem Examen: „Wenn Ihre Diagnose stimmt und weiter erhärtet werden soll, was müssten wir noch bemerken?“ Alles war zu finden und passte zueinander: Der Patient hatte eine stark fortgeschrittene Unterfunktion der Schilddrüse, schon im Endzustand, und war dringend behandlungsbedürftig.

Nachdem er einige wenige Tage mit guter Pflege auf der Station mit exakt ausgerechneter Dosierung das fehlende Schilddrüsenhormon als Medikament bekommen hatte, blühte er regelrecht auf. Er schien sich fast stündlich sichtbar zu bessern und war kaum mehr wiederzuerkennen. Die Stimme wurde wieder normal und voll. Die Haut veränderte sich. Er wurde lebendig und lief auf der Station hin und her. Alle Mitarbeiter waren beeindruckt von dieser unglaublichen Verwandlung seines Zustandes.

Eines Morgens, als ich zum Dienst kam, war große Aufregung auf der Station. Im Zimmer dieses Patienten standen zwei Herren im dunklen Anzug mit Aktenköfferchen und verlangten mich zu sprechen. Was war geschehen? Der Patient hatte sich am Vortag ein Taxi bestellt und war nach Hause gefahren, um nach dem Rechten zu sehen, weil sich niemand aus seiner Familie nach seiner Krankenhauseinweisung um ihn im Krankenhaus gekümmert hatte. Zuhause hatte er dann feststellen müssen, dass seine Familie ihn „abgeschrieben" hatte. Sie hatten schon begonnen, seine Altenstube auszuräumen. Auch hatte der Sohn eine alte geschnitzte Truhe, die seinem Vater als Erbstück sehr wertvoll war, einem Antiquitätenhändler zum Kauf angeboten. Nun hatte der Patient zwei Anwälte bestellt, um den Sohn zu enterben, und ich sollte als Arzt bestätigen, dass er sich noch im vollen Besitz seiner Geisteskräfte befände. Ich war sehr auf der Seite meines Patienten. Ich habe fortan, mein ärztliches Leben lang, Schilddrüsenfunktionen besonders beobachtet. Aber nie wieder habe ich solch ein ausgeprägtes Bild einer Unterfunktion gesehen. An dem Hof des alten Bauern bin ich noch mehrfach vorbei gefahren, habe mich an diese Geschichte erinnert, habe aber nie den Mut gehabt, einmal hinein zu schauen. Ich war ja Klinikarzt. Und fuhr dort privat vorbei! Wenige Jahre später, schon mit der Erfahrung und dem Erleben der Hausarztmedizin, hätte ich sofort angehalten und geklingelt.

10. Ein schwerer Vergiftungsfall

Oft waren jedoch schwerwiegendere Entscheidungen in der klinischen Medizin zu treffen, die mich als Arzt herausforderten und meinen ganzen Einsatz verlangten. Ein Beispiel dazu will ich noch erzählen. Es war an einem Freitagabend. Am Wochenende wollte ich mit meiner Frau in unseren Urlaub fahren. Ein Vergiftungsfall wurde der Klinik telefonisch angekündigt, und sehr rasch fuhr mit Blaulicht und Martinshorn ein Rettungswagen vor. In dem eigens dafür eingerichteten Aufnahmezimmer für Vergiftungsfälle nahm ich eine etwas pummelige, tief bewusstlose 28-jährige Patientin entgegen. Die Rettungs-Sanitäter hatten eine große Menge an leeren Tabletten-Blistern mitgebracht, mit einem mir nicht geläufigen Namen und dem Aufdruck „unverkäufliches Muster". Es lag also vermutlich eine Tabletten-Intoxikation vor. Die Mitarbeiter in dem Aufnahmezimmer entkleideten die Patientin. Sie war mit einem sehr straffen Korsett eng verschnürt. Als dieses Kleidungsstück gelöst war, erkannte ich ohne Zweifel, dass diese junge Frau schwanger war. Wir riefen sofort den gynäkologischen diensthabenden Arzt hinzu, der nach einer Untersuchung sagte, die Geburt steht unmittelbar bevor und scheine sogar schon zu beginnen.

Ich habe sogleich mit der überörtlichen Vergiftungszentrale in der nächsten Universitätsklinik telefoniert, um weitere Entgiftungsmaßnahmen zu besprechen. Ich erfuhr, dass das Medikament ein gerade vor wenigen Tagen neu auf den Markt gekommenes starkes Schlafmittel war. Eine neu entwickelte chemische Mono-Substanz. Nach seiner chemischen Struktur war das Medikament nur über eine gesunde Leber zu entgiften und musste aus dem Blutkreislauf von Mutter und Kind möglichst rasch entfernt werden. Sofort war uns um das Leben von Mutter und Kind tief besorgten Ärzten klar, dass die noch nicht voll ausgereifte Leber des noch nicht geborenen Kindes diese Leistung nicht übernehmen und damit das Kind mit dem Gift in seinem Blut nicht überleben konnte. So entstand die merkwürdige Notwendigkeit, die bewusstlose junge Frau weiterhin nicht aufwachen zu lassen, und damit die beginnende Geburt anzuhalten, damit die mütterliche Leber das Medikament verstoffwechseln konnte. Das war ein gewagtes und gefährliches Unternehmen für uns. Unsere Klinik war doch für solche Fälle nicht ausreichend ausgestattet. Ein Verlegen der bewusstlosen Patientin mit einem jeden Moment möglichen Geburtsbeginn, auch auf dem Luftwege, erschien uns jedoch viel zu risikoreich.

Wir standen in ständigem telefonischem Kontakt mit der sehr kompetenten und bemühten Vergiftungszentrale einer süddeutschen Universitätsklinik und mit der Universitäts-Kinderklinik in unserer Nähe. Wir verabredeten vorsorglich mit den Kinderärzten dort einen Hubschrauberflug mit Inkubator und mit fachärztlicher Begleitung für das Kind zur Verlegung dorthin.

Die Vergiftungszentrale versuchte, so wie wir auch, Informationen von dem Schweizer Medikamentenhersteller über diese neuartige chemische Substanz zu erhalten. Da es inzwischen später Abend an einem Freitag war, war eine vernünftige wissenschaftliche Auskunft auch von der Pharmafirma nur schwer zu bekommen.

Der „vergifteten“ Mutter ging es relativ gut. Mithilfe von Infusionen und entsprechenden Maßnahmen gelang es uns, sie in den Vitalfunktionen zu stabilisieren und Kreislauf und Atmung aufrecht zu erhalten. Eine Magenspülung war in diesem Zustand nicht möglich. Es gelang uns aber mit einer Sonde, noch im Magen befindliches Tablettenmaterial abzusaugen. Ständig waren wir gewärtig, dass die Geburt beginnen könnte. Ich hatte mich zu Hause telefonisch abgemeldet und wich keinen Moment vom Bett der Patientin. Gynäkologen und Anästhesisten unserer Klinik schauten regelmäßig herein, und wir besprachen das weitere Vorgehen gemeinsam.

Ich hatte inzwischen herausgefunden, dass die Patientin Arzthelferin in einer mir gut bekannten Praxis war, etwa 35 km von unserem Krankenhaus entfernt. Die Praxisinhaberin sagte mir am Telefon mit allem Nachdruck, eine Schwangerschaft könne bei der Mitarbeiterin aber nicht vorliegen. Sie jedenfalls habe das nicht wahrnehmen können. Da sei sie sich ganz sicher. Die Mitarbeiterin habe noch bis Donnerstag fleißig in der Praxis Dienst gemacht. Gewiss wirkte sie in der letzten Zeit etwas niedergeschlagen. Auch habe sie sich am Freitag vom Dienst abgemeldet. Es stimme aber, dass vor wenigen Tagen ein Pharmavertreter das neue Schlafmittel vorgestellt habe. Sie habe eben feststellen müssen, dass sämtliche Musterpackungen, die der Vertreter in der Praxis gelassen hatte, verschwunden seien. Damit war für uns in der Klinik der Hintergrund dieses Falles aufgeklärt. Die junge Frau hatte mit engem Verschnüren des Leibes versucht, die Schwangerschaft vor den Augen ihrer Chefin und der Mitmenschen zu verbergen. Als dann die Geburt einsetzte, versuchte sie mit dem neuen, eben als besonders wirksam vorgestellten Schlafmedikament, ihr Leben zu beenden.

Dieser Fall hat mich an das Haus gefesselt. Ich wich nicht vom Krankenbett, Tag und Nacht. Ich habe viel von und mit den Kollegen der anderen Fachkliniken gelernt. Alles ist gut ausgegangen: Am Dienstagnachmittag kam es zu einer spontanen Geburt. Die Patientin wurde langsam wach und erholte sich. Das Kind wurde im Inkubator mit dem Hubschrauber in die Universitäts-Kinderklinik geflogen. Und nach Erledigung aller notwendigen Dinge konnte ich nach Hause gehen, ausschlafen und meinen Urlaub antreten.

Weit über zehn Jahre später erschien dann schon in meiner eigenen Praxis eine strahlende junge Frau mit einem gesund aussehenden heranwachsenden Mädchen, um mich zu umarmen und sich bei mir zu bedanken. Ich schaute sie an, und in Sekunden stand diese ganze dramatische Geschichte noch einmal vor meinen Augen. Welche große Freude, die beiden zu sehen und den ehrlichen Dank entgegenzunehmen.

Ich will eben noch anfügen, dass wir in der Klinik, in der ich arbeitete, eine besonders große Zahl an Patienten mit Vergiftungen und Suizidversuchen zu behandeln hatten. Dafür gab es eine eigene Behandlungseinheit. Ich war dort häufig zum Dienst eingeteilt. Manchmal bemerkte ich, dass die helfenden Schwestern und Pfleger widerwillig und wenig liebevoll bei der Arbeit waren. Sie hatten es ja in dieser Station mit Patienten zu tun, die ihr Leben wegwerfen wollten und damit den Helfern Arbeit machten, eine recht scheußliche Arbeit. Und dabei war doch das Leitbild des Pflegepersonals, das Leben zu pflegen und zu erhalten.

Immer wieder habe ich, auch im Unterricht der Krankenschwestern und Krankenpfleger, um einen guten Umgangston in dieser Behandlungseinheit gebeten und auf die Ursachen für ein möglicherweise ruppiges Vorgehen dort hingewiesen.

11. Ein großer Bruch in meiner Ausbildung: Ich werde wehrpflichtiger Bundeswehrarzt

Ich schreibe immer, ich wolle unbedingt und bald in die Hausarztmedizin. Ja, will ich auch! Aber bin ich auch ausreichend darauf vorbereitet? Bin ich gut genug ausgebildet hier in der Klinik für Innere Krankheiten?

Bei diesen Gedanken fiel mir dann ein, dass ich sicher auch schon in meiner Zeit als Bundeswehrarzt eine große Menge an Erfahrungen in der selbstständigen Arbeit ohne direkte Beaufsichtigung gemacht hatte. Das war damals sehr ungewöhnlich und für mich auch recht schwierig. Davon muss ich berichten.

Ich hatte noch in der Schulzeit, als ich gemustert wurde, meinen Wunsch vorgetragen, Medizin zu studieren. Damit wurde ich gar nicht erst zum Grundwehrdienst einberufen und zurückgestellt. Ich ging danach relativ unbelastet von dem Gedanken der Wehrpflicht in mein Studium und anschließend in meine Ausbildungszeit als Medizinalassistent in die Kliniken. Als ich schließlich in meiner Wunschklinik in Stade nach Beendigung der Medizinalassistentenzeit um einen Arbeitsvertrag als angestellter Assistenzarzt nachfragte, sagte mir mein Arbeitgeber, ich müsse erst mein Verhältnis zur Bundeswehr klären.

Sonst müsste mir mein Arbeitgeber für den Fall, dass ich als schon angestellter Assistenzarzt zum Wehrdienst einberufen würde, mein Gehalt weiterzahlen. Das ginge ja nicht. Also ging ich zum Kreiswehrersatzamt und bat um eine Bescheinigung, dass ich keinen Wehrdienst mehr leisten müsse, da ich in der Zwischenzeit auch eine Anerkennung als Wehrdienstverweigerer erhalten hatte. Man stellte fest, dass meine Akte verschwunden sei, und versprach, sich in einiger Zeit wieder zu melden. Diese Meldung erhielt ich vierzehn Tage später in Form einer Einberufung zum Grundwehrdienst für damals achtzehn Monate!! Das sind eineinhalb Jahre!!

Das war für mich eine richtige Katastrophe. Jetzt, zu diesem Zeitpunkt, an dem ich endlich ein volles Gehalt bekommen sollte, drohte mir der niedrig bezahlte Grundwehrdienst, der mich dazu noch von meinem Wohnort und meiner Frau trennen würde. Ich war wütend und meldete mich sofort wieder beim Kreiswehrersatzamt. Dort bestätigte man mir, dass mein Zustand als Wehrdienstverweigerer bekannt sei. Ich solle aber bei der Bundeswehr meinen Wehrdienst tun und zwar als Arzt, einen Dienst ohne Waffe. Meine Einberufung war nicht mehr rückgängig zu machen.

Ich meldete mich sofort bei dem Standortarzt in Stade, den ich als Sprecher der angestellten Ärzte meines Krankenhauses gut kannte und bat ihn um Rat. Er sagte mir, dass an dieser Entscheidung nichts zu ändern sei. Das einzige, was er für mich tun könne, bestände darin, dass er mich als Arzt an seinen Standort Stade anfordern könne. Das wolle er dann auch tun. So sei gesichert, dass ich an meinem Wohnort zurückkomme und hier den Dienst bei der Bundeswehr tun könne und weiterhin mit meiner Frau in unserer Wohnung wohnen könne. Und dass ich dadurch auch den Kontakt zu „meinem" Krankenhaus halten könne, in das ich ja wieder zurückkehren wolle. So ist es dann auch geschehen.

Es waren für mich lange eineinhalb Jahre bei der Bundeswehr. Vieles dort war für mich völlig neu. Zunächst einmal hatte ich unendlich viel freie Zeit, was ich auch sehr genossen habe. Es erinnerte mich immer an die Erzählung „Ende einer Dienstfahrt" von Heinrich Böll. Wie verbummelt man seine Zeit in der Truppe, ohne dass es auffällt?

Während der Grundausbildung in München mit vielen anderen jungen ärztlichen, wehrpflichtigen Kollegen blieb ich als einer der Wenigen ganz ruhig und gelassen, weil mir klar war, dass ich an meinen Wohnort einberufen werde. Viele meiner Kollegen hatten ja Angst, für die lange Wehrzeit aus ihrem Ausbildungsvertrag herausgerissen an einem verlassenen Bundeswehr-Standort zu versauern und zu verkümmern.

Unvergessen ist mir der Tag des feierlichen Gelöbnisses in der Schwere-Reiter-Kaserne in München. Wir waren mit fast 100 Ärzten angetreten, in voller Uniform mit Stahlhelm, und wurden vereidigt. Der Bundesverteidigungsminister Kai-Uwe von Hassel hielt die Ansprache. Plötzlich sank er hinter dem Pult zusammen. Ein neben dem Pult stehender hoher Sanitätsoffizier rief vor Angst und Schrecken: „Ein Arzt, schnell ein Arzt!" Auf dem Platz standen nur Ärzte! Er selber war ja auch einer! Aus den Reihen der jungen wehrpflichtigen Ärzte ging ein Kollege, der als angehender Facharzt für Anästhesie im Bereich der Intensivmedizin ausgebildet war, rasch nach vorne und wiederbelebte den Zusammengebrochenen. Der ohnmächtig gewordene Minister wurde ins Lazarett geflogen und bekam dort einen Schrittmacher. Ihn hatten Herzrhythmusstörungen in die Knie gezwungen.

Ich wurde dann sehr bald Stabsarzt im Dienstrang eines Hauptmanns bei einem Pionierbataillon mit eigenem Sanitäts-Bereich an meinem Heimatort Stade. Ich hatte eine kleine Schar von Sanitätssoldaten und einige altgediente Sanitätsfeldwebel in meiner Dienststelle. Mein vorgesetzter Arzt, ein Oberfeldarzt, tat Dienst in der nächsten Kaserne in Buxtehude, 20 km entfernt. Den habe ich selten gesehen. Ich war für meine medizinische Arbeit alleine verantwortlich. Ich hielt jeden Tag eine Sprechstunde für die Soldaten meines Bataillons. Ich hatte eine kleine Krankenstation mit 12 Betten zu betreuen und machte dort regelmäßig Visiten. Ich lernte den Umgang mit diesen oft renitenten und ruppigen jungen Männern, die zum großen Teil unfreiwillig, weil wehrpflichtig, ihren Dienst taten, so wie ich. Mein Status als unfreiwilliger Wehrpflichtiger mit hohem militärischem Dienstrang war dafür ein großer Vorteil.

Ich lernte viel von den alten, erfahrenen Sanitätsdienstgraden. Es gab bei der Bundeswehr gute schriftliche Anweisungen für Erste Hilfe. Ich erarbeitete mir aus mehreren Veröffentlichungen ein eigenes Manuskript. Damit habe ich beim Roten Kreuz und bei den Johannitern Erste-Hilfe-Kurse gegeben.

12. Als Truppenarzt in England

Mein dienstvorgesetzter Oberfeldarzt war in der Mitte meiner Dienstzeit wegen einer wohl eher psychischen Erkrankung für längere Zeit nicht im Dienst. Ich musste als wehrdienstpflichtiger, „kleiner" Stabsarzt seine Aufgaben mit übernehmen.

Ich war, obwohl Wehrpflichtiger und im Amt noch recht „grün", meist der zweithöchste Offizier auf dem Kasernenplatz, jetzt auf dem Arbeitsplatz eines Majors. Ich brauchte keinen Soldaten militärisch zu grüßen und hatte fast keine übergeordnete Aufsichtsperson. Ich rief den Soldaten meist ein fröhliches „Hallo" zu. Die anderen Offiziere der Kaserne, die ich im Casino bei gemeinsamen Mahlzeiten traf, waren mir immer wohlgesonnen. Auch weil sie mitunter für sich selbst und ihre Familienangehörigen meine ärztliche Hilfe in Anspruch nahmen.

Eine besondere Aufgabe, der ich mich mit viel Zuwendung und Aufmerksamkeit widmete, war die Betreuung von Wehrpflichtigen, die unter ihrer Einberufung litten, so wie ich auch. Dem anderen „Kameraden" im Leid auf Augenhöhe zu begegnen, trotz aller Unterschiede im Dienstrang, das machte ich mir zur Pflicht. Das waren insbesondere die etwas asthenischen, empfindsamen Abiturienten, die unter dem Wehrdienst litten und von den Ausbildern besonders belastet und schikaniert wurden. Die kamen gerne zu mir, weil sie wussten, dass ich auch sehr widerwillig und unfreiwillig bei der Bundeswehr war, aber einen hohen Dienstrang hatte und unter Schweigepflicht stand. Aus dieser „Seelsorge-Sprechstunde" heraus, habe ich viele dieser Jugendlichen durch Gutachten dienstunfähig schreiben können, sodass sie entlassen werden konnten. Diagnosen für diese Gutachten ließen sich immer finden: Asthenie, Neuro-Psycho-Labilität, Suizidgefährdung, Enuresis (Bettnässen) oder Ähnliches. Immer habe ich die jungen Soldaten darauf hingewiesen, dass diese Diagnosen auch in ihrer zivilen Personalakte erhalten bleiben könnten und später in ihrem Berufsweg möglicherweise ein schweres Hindernis sein könnten. Aber Vielen habe ich doch so helfen und damit eine schwere, bleibende psychische Belastung durch den unbeliebten Wehrdienst verhindern können.

Ein großer Teil der Rekruten in meiner Kaserne stammte aus dem Ruhrgebiet. Da viele von ihnen am Wochenende nach Hause fahren durften und alle das mit sehr klapprigen und reparaturbedürftigen eigenen Autos taten, war die Zahl der Meldungen relativ groß, dass Rekruten aus unserer Kaserne am Wochenende bei Verkehrsunfällen verletzt worden waren. Ich kannte inzwischen die Namen aller Krankenhäuser entlang der Autobahn zwischen Hamburg und Oberhausen recht gut. Und so organisierte ich – die Freiheit hatte ich als eigenständiger Stabsarzt –, Betreuungsfahrten, um Kameraden zu besuchen, die auf ihrem Hin- oder Rückweg verunfallt in Krankenhäuser eingewiesen waren. Wir machten auf diesen Fahrten ausgiebig Rast, etwa in einer Hähnchenbraterei. Wieder fiel mir die Erzählung von Heinrich Böll ein. „Tarnen, Täuschen und Verpissen" nannten die Rekruten dieses Verhalten im Dienst, kurz: TTV.

Gegen Ende meiner Dienstzeit bekam ich als Belohnung für meinen Einsatz auf dem Posten als Stellvertreter eines Oberstabsarztes in der Division den Auftrag, ein Auslandskommando zu übernehmen. Ich wurde für einige Wochen nach Wales geschickt. Dort war auf dem internationalen Truppenübungsplatz Castlemartin in Pembrokeshire ein Sanitätsbataillon zusammengestellt, das für ein Jahr Dienst tat. Jetzt am Ende des Dienstjahres musste das Bataillon aufgelöst und samt allem Material zurück nach Deutschland befördert werden. Soldaten nannten das „abrödeln". Das hatte ich zu überwachen, zumindest den truppenärztlichen Teil.

Als ich meine Bedenken gegen diesen Auslandseinsatz bei meinen Dienstvorgesetzten vortrug und auf mich als jung Verheirateter hinwies, sicherte die Bundeswehr für mich und meine Frau eine Unterbringung in einem privaten Bauernhof direkt im Umfeld der walisischen Kaserne zu. Dort durften wir während der Zeit privat wohnen. Ich wurde mit einer Bundeswehrmaschine zu meinem Einsatzort geflogen. Meine Frau fuhr mit Schiff und Bahn dorthin.

Es war eine wunderbare Zeit. Ich hatte einen Dienstwagen und einen Fahrer. Der holte mich morgens zum Dienst in meiner Privatunterkunft ab und fuhr mich in die Kaserne. Meine Frau beobachtete vom Bauernhof aus das Kasernentor. Wenn dort die Fahne hochgezogen wurde, war der Arzt „an Bord“, und die Kompanien durften mit dem Panzerschießen beginnen. Ich habe mich niemals an dem Schießen beteiligt. Immer habe ich nur gesagt: „Das macht ihr mal ohne mich! Ich mache die Kugeln hinterher wieder raus, wenn es nötig ist“.

Ich musste ja während meiner gesamten Dienstzeit zum „großen Dienstanzug“ eine Pistole tragen. Ich habe diese Waffe niemals angefasst. Bei allen Übungen, wie zum Beispiel „Waffenreinigen“, habe ich meinen Oberfeldwebel gebeten, das für mich zu tun, und habe ihm zugeschaut. Ich habe als Arzt meinen Dienst getan und niemals eine Waffe berührt.

Bei meiner Arbeit in der Einsamkeit von Wales habe ich weiterhin viel für die medizinische Versorgung von Erkrankten und Verletzten gelernt. Ich habe auch Sprechstunde für die zivile Bevölkerung der Umgebung abgehalten, da die englische Krankenversorgung damals gerade im südwestlichen, ländlichen Bereich äußerst mangelhaft war. So kam zum Beispiel über eine längere Zeit täglich eine ältere Bauersfrau mit einer großflächigen Brandverletzung zum täglichen Verbandwechsel in meine militärische Sprechstunde, einen Hausarzt hatte sie nicht.

13. Ein gewagter Behandlungsfall

Von den sehr erfahrenen älteren Sanitätsdienstgraden habe ich hier viel gelernt. Ich habe, wie schon an meinem Standort zu Hause in Deutschland, viel Gesundheitskunde unterrichtet und meine Aufzeichnungen für die Erste-Hilfe-Kurse vervollständigt.

Ein Beispiel will ich kurz erzählen: Da kam eines Morgens ein junger Soldat in die Sprechstunde mit einer dick geschwollenen Backe links. Bei genauer Untersuchung konnte ich feststellen, dass es sich nicht um ein zahnärztliches Problem handelte. Der Ausführungsgang der Ohrspeicheldrüse in der Backentasche war erheblich entzündlich angeschwollen. Also lag ein Stau von Ohrspeichel vor, der vermutlich durch einen im Ausführungsgang liegenden Speichelstein bedingt war. Wie kann man solch ein Konkret entfernen? Die nächste Klinik, die so etwas operieren konnte, war fünfundachtzig miles entfernt. Der Weg dahin sehr kurvig, bergig, eng und meist nur einspurig befahrbar. Ich hatte zwar einen Sanitätskrankenwagen, aber den nur für eine dicke Backe einsetzen?

Ich legte mir einen recht ungewöhnlichen Plan zurecht und besprach den mit meinen Mitarbeitern. Ich musste den Speichelfluss massiv anregen, damit der Stein aus dem Ausführungsgang mit Druck herausgespült wird. Ich schickte meinen Fahrer zu dem

Bauernhaus, in dem ich mit meiner Frau wohnte, und ließ mir von der Bäuerin ein Kochbuch mit vielen farbigen Abbildungen geben. Sie war übrigens eine begnadete Köchin! Für englische Hausfrauen damals wohl eine echte Ausnahme.

Ich setzte den kranken Soldaten an einen Tisch, rechts und links jeweils einen Kameraden. Sie blätterten vor seinen Augen das Kochbuch durch und schwärmten lautmalerisch bei jedem Bild über das leckere Essen. Während der Zeit spritzte ich dem Patienten ein Medikament in die Ader, was den Speichelgang entkrampfte, und gleichzeitig spritzte ich ein leichtes muskelentspannendes Beruhigungs- und Schlafmittel. Immer wieder fiel der Patient mit seinem Kopf auf das Kochbuch und wurde von den Soldaten wieder hochgehoben und an leckeres Essen erinnert. Und plötzlich entleerte sich mit großem Schwall der Speichel aus der Ohrspeicheldrüse, und der verstopfende Speichelstein klickerte heraus!

Eine sicher ungewöhnliche Behandlungsmethode, nicht zum allgemeinen Nachahmen geeignet. Und doch in diesem besonderen Fall erfolgreich. Ich habe später in der Ärztefachzeitung „Medical Tribune" diese Behandlung kurz vorgestellt und als Anerkennung ein Lehrbuch geschenkt bekommen!

Ich will damit nur sagen, dass ich in dieser Zeit des eigenständigen medizinischen Entscheidens und Arbeitens mit einer Zuständigkeit für viele Menschen in einer völlig abgelegenen Gegend viel habe lernen und auch ausprobieren können. Und so habe ich für meine Zeit als niedergelassener Allgemeinmediziner auf dem Land ein Erfahrungsgut erworben, das mir später sehr nützlich war.

Übrigens hatten Jugendliche, die mir „etwas vorspielen" wollten, bei mir schlechte Karten. Alle Möglichkeiten einer Simulation (von Arbeitsunfähigkeit) habe ich bei meiner Tätigkeit als Bundeswehrarzt kennengelernt. Mir machte keiner mehr etwas vor. Ich wusste, wie man Durchfall produzierte oder eine Gelbsucht mit krankhaften Laborwerten oder ein Knie, das nicht belastet oder bewegt werden konnte.

Abschließend muss ich noch erzählen, dass dieser Aufenthalt in England sehr gut zu Ende ging. Zum Ende der Zeit haben die anderen Nationen, die dort auf dem Truppenübungsplatz Panzer-Schießen geübt haben, mich als den Arzt der deutschen Bundeswehr mitsamt Ehefrau als Ehrengäste zu ihren Abschluss-Feierlichkeiten eingeladen. Es gab wunderbare Diners und Empfänge. Meine Frau hatte glücklicherweise – für alle Fälle – einen langen Rock mitgebracht, und ich musste ja in der deutschen Ausgehuniform erscheinen. Die sah im Vergleich zu den Engländern und Kanadiern sehr blass und alltäglich aus, trotz der zusätzlich angelegten „Affenschaukel" (einer festlichen Achselschnur, die Offiziere zu ihrer Uniform tragen). Wir haben uns mehrfach auf Galadiners mit Champagnergläsern in der Hand zu „God save the Queen" mit

Andacht erhoben. Welche Erlebnisse für einen Wehrpflichtigen!

Das Verschiffen im Hafen von Pembroke geschah dann reibungslos. Auch das hatte ich zu beaufsichtigen. Aber hätte ich Grünschnabel den altgedienten Mannschaften auch nur eine Anordnung gegeben, hätte es das Vorhaben wohl nicht weitergebracht, sondern eher gefährdet. Täglich gab es um 11:00 Uhr beim Kapitän in seiner Kajüte ein Porridge und danach einen Umtrunk. Zumindest das Porridge habe ich dort schätzen gelernt, bis heute.

14. Probelauf in der Hausarztmedizin

Vielleicht hatte ich meinen Klinikchef, Prof. Dr. Fritz Heepe, beeindruckt mit meinen Erzählungen vom eigenständigen Führen einer Praxis und Krankenstation im „platten Land“ bei der Bundeswehr. Er kam jedenfalls eines Tages auf diese Erzählungen zurück, als er mich zu sich rufen ließ.

Ich machte in der Inneren Medizin meine Facharztausbildung und arbeitete gerade auf der kardiologischen Station. Da zischte eines Morgens die Chefsekretärin durchs Telefon: „Sofort zum Professor kommen!“ Wohl niemand ist in solch einer Situation frei von dem Gedanken „was habe ich denn jetzt verbockt?“ Auf meine Nachfrage sagte sie, es gehe um den Arzt, der als Patient in meiner Station liege.

Auf dem Weg ins Chefbüro rekapitulierte ich den Fall. Es war ein freundlicher, etwa 60jähriger Kollege aus einer Landarztpraxis. Er hatte einen Herzinfarkt erlitten, und wir hatten etwas Mühe, ihn zu stabilisieren. So richtig ging die Heilung nicht voran. Er war ein unruhiger Geist. Ich hatte ihn einmal spät nachts „erwischt“, als er Patientenunterlagen aus seiner Praxis bearbeitete, obwohl ihm strenge Ruhe verordnet worden war.

Mein Chef empfing mich freundlich mit den Worten: „Herr Kollege Hensel! Ich habe von der Familie unseres erkrankten Kollegen auf Ihrer Station erfahren, dass er sich in unserem Hause und auf der Station bei Ihnen sehr wohl fühle. Zum Gesundwerden fehle nur die Gewissheit, dass es zu Hause in der Praxis auch alles gut läuft. Dafür werden Sie ab sofort sorgen. Ich habe zugesagt, dass Sie morgen die Praxis des Kollegen übernehmen und so lange weiterführen, bis er wieder ganz gesund ist!"

Es war gut, dass mir der Chef vorher einen Stuhl angeboten hatte. Mir wurde schwindelig, und es brach mir der Schweiß aus. Aber mein Chef sprach so entschlossen und definitiv, dass ich sofort spürte, da gab es keine Widerrede. Und doch stürzte es aus mir heraus: „Das kann ich nicht, Herr Professor! Das ist eine große Praxis. Das kann ich nicht …" Mir fehlten die Argumente. Ganz ruhig sagte der Professor: „Das können Sie! Sie haben sich bei der Bundeswehr schon bewährt mit selbständiger Krankenversorgung. Und – Sie wollen doch in die Allgemeinmedizin und Hausarzt werden! Nun mal zu! Das ist doch Ihr Wunschplatz."

Es halfen keine Ängste, Sorgen, Widerreden, Argumente meinerseits. Mein Chef hatte sich wohlüberlegt festgelegt. Es war beschlossen. Er hatte zwei Aufgaben mit seiner einsamen Entscheidung gemeinsam gelöst: Erstens hatte er seinen Patienten auf meiner Station beruhigt und geschützt, damit er ungestört gesund werden konnte. Und zweitens hatte er mich in meiner medizinischen Ausbildung gefördert auf einem Gebiet, das mir sehr am Herzen lag.

Heute weiß ich, dass beides gelungen ist. Der Doktor im Krankenbett erholte sich zusehends, als er vom guten Lauf seiner Praxis hörte. Und für mich gab es eine Baustelle mehr, auf der ich medizinische Erfahrung sammeln konnte. Heute bewundere ich meinen Chef für seine unumstößlichen Anordnungen, spüre noch etwas von dem Stolz, dass er mir damals diese schwere Aufgabe zugetraut hatte. Ich bin ihm dankbar für diese Entscheidung, die er damals getroffen hat und die mich weiter gebracht hat auf dem Weg in die ländliche Hausarztmedizin.

Aber zunächst war ich aufgeregt und voller Angst, was denn da auf mich zukommt. Ich verabschiedete mich von meinem ärztlichen Patienten auf der Station und versprach, seine Praxis gut zu versorgen, damit er gesund werden kann, und verließ etwas zitterig das Krankenhaus.

Ich hatte mir noch während des Wehrdienstes mein erstes Auto gekauft (gebraucht natürlich), einen VW-Käfer. Mit dem meldete ich mich am nächsten Morgen um 7 Uhr in der Landarztpraxis im Raum Cuxhaven, gut 80 km von meinem Wohnort entfernt. Die Ehefrau meines Patienten fiel mir erleichtert um den Hals und sagte zuversichtlich, dass wir es gemeinsam schon meistern werden. Sie war als Arzthelferin der „Motor" der Praxis. Sie war dann bei allen Sprechstunden, die ich abhielt, anwesend, wie auch schon bei allen Sprechstunden ihres Mannes. Die Patienten waren es so gewohnt. Sie war bestens vertraut mit allen Patientengeschichten und mit den üblichen Behandlungsweisen ihres Mannes und mit allen technischen Vorgängen der Praxis. Das war für mich ein Riesenvorteil!

Der etwa vierzehnjährige Sohn fuhr mit dem Fahrrad nach der Sprechstunde Rezepte, die telefonisch bestellt worden waren, zu den Patienten. Er sprach so altklug und auch oft herabwürdigend von den Patienten, dass mich das ungemein störte und ich ihn auch mehrfach in die Schranken gewiesen habe. Eine Lehre habe ich daraus gezogen: Sollte ich einmal eine eigene Praxis haben, sollte meine Familie, und da besonders meine Kinder, mit den Behandlungsfällen der Praxis nicht befasst werden. Das durfte gerade auf dem Dorf, wo jeder jeden kennt, nie passieren.

Ich habe es später durchhalten können; wir trennten Praxis und Wohnhaus, etwa ein Kilometer lag dazwischen. Die ärztlichen Fälle wurden nie am gemeinsamen Mittagstisch besprochen. Vor allem wurden nie Namen genannt, wenn ich ausnahmsweise einmal aus dem Praxisalltag erzählte. Wenn ein Patient außerhalb der Praxiszeit bei mir zu Hause an der Tür klingelte und um ein Rezept bat, musste ich zur Praxis fahren. Diese Trennung von Praxis und Privatleben gewährte uns Freiheit und Frieden zu Hause. Und bald hatte es sich herumgesprochen, dass es medizinischen Rat nur in der Praxis gab.

15. Erste Erlebnisse als Hausarzt

Es begann für mich eine hochinteressante und sehr arbeitsame Zeit in der Vertretungspraxis. Es hatte sich schnell herumgesprochen, dass ein neuer, junger Arzt aus dem bekannten und sehr angesehenen großen Klinikum in Stade jetzt die Praxis führte. So füllten sich die Sprechstunden rasch. Das ging schnell über die auf dem Praxisschild angebotenen Zeiten hinaus. Und es gab auch alsbald allerlei „Wunderheilungen". Das heißt Behandlungserfolge, die sicher nur auf meiner entschlossenen Behandlungsweise beruhten und auf meinem vielleicht in dieser Praxis unbekannten fürsorglichen Umgang mit den Erkrankten. Die Heilungen waren bestimmt nicht nur durch mein medizinisches Wissen und Können zu erklären.

So entsinne ich die Behandlung einer Furunkulose bei dem Dorfbürgermeister, der schon lange mit diesem Leiden „herumdokterte" und dem ich mit Nachdruck für einen bestimmten Tag die Heilung versprach, die dann auch eintrat. Ich hatte für ihn ein neues Antibiotikum verordnet (so etwas hatte er bisher noch nicht bekommen) und mir versprechen lassen, das Mittel 3 x täglich einzunehmen und mit viel Vertrauen und Zuversicht herunterzuschlucken. Das half und wirkte Wunder und vermehrte den Zulauf zur Sprechstunde.

Ein Problem und eine echte Herausforderung waren die vielen Hausbesuche. Die Gemeinde war sehr weitläufig, und in einigen Dörfern im Umfeld waren auch Patienten zu betreuen. Navigationssysteme waren noch nicht erfunden. Also musste man nachfragen: „Wo wohnt denn der …?" Es gab noch sehr wenige Straßen, die mit Namen oder sogar mit Schildern bezeichnet waren. Und so lautete dann eine Anweisung etwa: „Da, beim Georg an der Ecke, da musst Du abbiegen, und dann ist das die dritte Bauerei rechts …" Das bedeutete aber: „Der dritte noch aktive landwirtschaftliche Betrieb". Nicht mitgezählt waren die Siedlungshäuser oder inzwischen aufgegebenen Bauernhöfe, die dazwischen lagen.

Besonders nachts, wenn niemand draußen war zum Fragen, bin ich oft herumgeirrt. Einmal sollte ich zu einer alten Frau, die vor Schmerzen nicht schlafen konnte. Als ich das Haus nach langem Suchen endlich gefunden hatte, mit den Scheinwerfern des Autos anleuchtete und „Sturm" klingelte, hieß es: „Machen Sie doch nicht solchen Lärm, die Oma konnte jetzt endlich einschlafen". Und man ließ mich nicht einmal hineinkommen.

Zu den Besonderheiten der Praxis gehörte eine Sprechstunde in einer Einrichtung für strafgefangene Jugendliche mitten in einem Moorgebiet. Sie arbeiteten dort in der Rekultivierung der Moorflächen unter strenger Bewachung. Diese Sprechstunden habe ich immer sehr gerne gemacht. Meine Erfahrungen als

Bundeswehrarzt halfen mir beim Umgang mit den jungen Menschen dort. Nicht so gerne ging ich in das regionale Gefängnis, wo Ausreißer aus der Moorkolonie untergebracht waren. Schon allein der Aufwand des dorthin Fahrens und der ganze „Zauber", bis man in der Zelle war, nahmen mir zu viel Zeit weg.

Ich wurde im Arzthaus liebevoll versorgt, auch fürsorglich bekocht. Nur all die alkoholischen Stärkungen habe ich abgelehnt. Sie wurden mir auch tagsüber, zwischendrin und zu allen Mahlzeiten angeboten. Auch hörte ich bald auf, mich zu wundern, dass beinahe in allen Sesseln und Polstermöbeln in den Falten noch kleine oder auch größere leere Flaschen zu finden waren. Zudem wurde mir erzählt, dass der Kollege in seinem Auto, mit dem er die Hausbesuchstour fuhr, ein Depot von solchen Flaschen hatte, in einer extra für diesen Zweck gebauten Holzkiste.

Vergleichbare Funde machte ich einige Jahre später wieder in einem anderen Arzthaus. Auch dort fand ich in den Polstern der bequemen Sitzgarnituren die kleinen „Flachmänner". Es war bei einem Allgemeinmediziner in einer nahegelegenen Kleinstadt, den ich mehrfach für ein paar Tage vertrat. Ich hatte mir dafür immer von meiner Klinik Urlaub genommen. Dieser Kollege war ein Autonarr. Er fuhr einen besonderen, sehr teuren, britischen Wagen und musste ab und zu nach England fliegen, um sich im Werk zu zeigen und zu informieren und dort Ersatzteile zu besorgen. In meinem flapsigen Jargon hieß es dann immer: „Ach ja, der Herr Kollege muss wieder ein neues Glühbirnchen für seinen Luxuskarren persönlich beim Hersteller in London kaufen!".

Dass auch in diesem Arzthaus die „kleinen Tröster", wie diese Alkohol-Portionsflaschen auch liebevoll entschuldigend genannt wurden, zu finden waren, hat mich doch erschreckt. Verführt der Arztberuf mit seinen massiven Anforderungen und oft Überforderungen und langen Arbeitszeiten zu vermehrtem Alkoholkonsum? Ich habe mich mein ganzes Arztleben davor gefürchtet und versucht, dem nicht nachzugeben. Besonders zu der Zeit, in der ich später als Landarzt für mehrere Monate Hausbesuche in Vertretung für einen älteren Kollegen machen musste, der seinen Führerschein für einige Monate nach einer Alkoholprobe am Steuer verloren hatte.

16. Die eigene Praxis gegründet in einem Dorf am Jadebusen

Nun habe ich so viel von Praxisvertretung und Hausarztmedizin gesprochen. Wann ging es denn endlich los mit der eigenen Praxis und wo?

1975 hatte ich meine Weiterbildung zum Facharzt für Innere Krankheiten in Stade an der Elbe beendet. Dazu gehörten all die Pflichtzeiten in der Röntgendiagnostik, in einer Infektionsabteilung mit Isolierstation und viele andere Anforderungen. Meine Frau und ich waren schon lange entschlossen, nach der wunderbaren, von uns so geliebten Großstadt Hamburg und der liebenswerten Kleinstadt Stade, aufs Land zu gehen. Ein gutes Angebot für eine Praxisneugründung bot uns die Gemeinde Bockhorn an, ein 7000 Einwohner zählendes Dorf zwischen Wilhelmshaven und Oldenburg, also über die Weser rüber. Zwei Arztpraxen hatten dort gerade aus Krankheits- und Altersgründen schließen müssen. Für eine neue Praxis stand das alte Apothekengebäude zum Umbau bereit und eine Handwerkergemeinschaft bot an, für einen neuen Doktor einen Miet-Bungalow zu bauen.

Eine weitere Arztpraxis gab es noch im Dorf, die war sehr überlaufen. In einem Ortsteil Bockhorns existierte damals noch ein Minikrankenhaus mit einem

Internisten und einem Chirurgen. In 4 km Entfernung ist die Nordsee mit dem Jadebusen, in 7 km Entfernung ist die Autobahnauffahrt geplant, in 10 km Entfernung ist die Kleinstadt Varel mit dem Gymnasium und den Facharztpraxen. Die Hafenstadt Wilhelmshaven ist 20 km entfernt und die Universitätsstadt Oldenburg 40 km.

Hier, am Marktplatz in Bockhorn, eröffnete ich im Januar 1976 meine eigene Praxis. Meine Frau und ich schufen ein Elternhaus für unsere beiden Töchter, zu denen bald eine dritte Tochter hinzukam. Ein Elternhaus und ein Zuhause, das wir beide nicht hatten und nach dem wir uns sehnten. Wir hatten beide noch nie länger als fünf Jahre an einem Platz gewohnt. Inzwischen sind es schon bald fünfzig Jahre in Bockhorn!

Es war ein guter und glücklicher Start in Bockhorn. Es gab uns ein neues Zuhause und mir als Arzt die Verwirklichung meines Traumes vom selbst verantworteten ärztlichen Handeln. Ich war angekommen.

17. Als niedergelassener Arzt wieder in Lehrvisiten gelernt, im Krankenhaus und in Facharztpraxen

Ich war glücklich in der Arbeit, vom ersten Tag an, und wenn ich etwas vermisste, so war es das kollegiale Gespräch, der Abgleich mit den Kollegen am Krankenbett. Das war ja zugleich auch die Möglichkeit, immer medizinisch auf dem Laufenden zu bleiben. Also begann ich, sehr schnell nach Möglichkeiten einer Fortbildung auf kollegialer Ebene zu suchen.

Innere Medizin, das konnte ich jetzt gut, da war ich in bester Ausbildung gewesen. Ich war jetzt Facharzt für Innere Medizin. Den Facharzt für Allgemeinmedizin und die Befähigung, in diesem Gebiet Ärzte in meiner eigenen Praxis auszubilden, habe ich dann 1993 erworben. Ärztinnen und Ärzte konnten im Rahmen einer Facharztweiterbildung für ein Jahr in der Allgemeinmedizin bei mir ausgebildet werden. Drei Ärztinnen und ein Arzt waren in den letzten Jahren meiner Praxis jeweils für zwölf Monate meine Mitarbeiter.

Wo waren aber jetzt für die Vielfalt der Patienten, die ich nun zu betreuen hatte, noch Lücken in meinem Wissen? Nach meiner Zeit als Stabsarzt bei der Bundeswehr wusste ich, dass ich mit jungen Männern gut umgehen konnte. Und bei den Praxisvertretungen hatte ich ja auch allerlei über die Alltagskrankheiten aller anderen Mitmenschen gelernt. Mit alten, kranken Menschen konnte ich gut umgehen, wie aber war es mit Kindern?

Um Kinderkrankheiten kennen zu lernen, hatte ich während meines Studiums in der Universitäts-Kinderklinik an allerlei Kursen teilgenommen. Und schließlich hatte ich als Arzt ein halbes Jahr in der Kinderchirurgie gearbeitet. Aber als ich mich in der Praxis niedergelassen hatte, war ich erstaunt, wie viele Kinder ich zu betreuen hatte – jeden Tag. So ganz sicher fühlte ich mich nicht in dem Gebiet der Pädiatrie.

Ich nahm daher sehr rasch nach meiner Niederlassung Kontakt zu der nächstgelegenen großen Kinderklinik in Wilhelmshaven auf. Sie hatte 50 Betten, das war für eine solche Fachklinik damals schon recht viel. Der dortige Chefarzt Prof. Dr. Klaus Menzel, ein Kinderarzt mit einem sehr guten Ruf und sehr freundlichem Wesen, bot mir an, an jedem Sonnabendmorgen, an dem ich Zeit hatte, an seiner großen Lehr-Visite in der Klinik teilzunehmen. Das habe ich sehr gerne getan. Es war ein besonderer Moment, wieder in der Klinik zu sein und von einem klugen und empathischen Arzt zu lernen.

Nach einigen Monaten fanden sich auch zwei oder drei andere niedergelassene Kollegen ein, die bei der Visite mitgegangen sind. Wir konnten jedes Mal gezielt Krankheitsbilder aus der Kinderheilkunde am Krankenbett kennenlernen und an den Erfahrungen dieses bekannten Pädiaters teilhaben. Das habe ich auch über einen ganz langen Zeitraum wahrgenommen. Es waren mehrere Jahre. Beendet wurden diese schönen Sonnabend-Visiten dadurch, dass der Nachfolger des Chefarztes die „öffentlichen" Visiten nicht mehr fortsetzte.

Einige Zeit später erfuhr ich, dass der Chefarzt der Chirurgie/Thoraxchirurgie in der großen Klinik Bremen-Nord auf dem anderen Weserufer auch sonnabends eine Vorlesung mit Fall-Darstellung hielt. Sie begann um 09:00 Uhr. Das war für mich nicht einfach. Ich hatte immer bis Sonnabend 08:00 Uhr Bereitschaftsdienst für die Patienten meiner Praxis. Danach begann der allgemeine Notdienst für das Wochenende in unserer Region. Ich schaffte es nicht in einer Stunde nach Bremen, weil ich mit der Fähre über die Weser übersetzen musste. Ich meldete mich also für die letzte halbe Stunde beim Sonnabenddienst ab und fuhr um halb acht los. Ich genoss die Vorlesung und den überaus eindrucksvollen Sprachstil des Professors. Seine Diktion war es wert, im Morgengrauen über die Weser zu fahren! Er hatte auch einen Patienten von mir operiert und dem eine neue Lebensqualität geschenkt. Mein Patient schwärmte immer noch von der großen Zuneigung des Arztes zu seinen Patienten.

Einmal verpasste ich die Fähre und hetzte, endlich doch angekommen, in den Hörsaal, sieben Minuten zu spät (!) und setzte mich ganz still in die letzte Reihe.

Der Professor schaute kurz auf und schob in seinen nächsten Satz eine, nur in der Tonlage leicht veränderte, Äußerung ein: „Wenn Sie einen solchen Befund vorfinden – *nächstes Mal stehen Sie früher auf, Herr Kollege!* – dann müssen Sie wie folgt vorgehen …" Strenge Sitten herrschten damals! In der Vorlesungspause bei Tee und Brötchen habe ich mich dann beim Professor entschuldigt für meine Verspätung.

In den letzten Jahren meiner Niederlassung, als ich zunehmend bemerkte, dass der Zusammenhalt unter den niedergelassenen Ärzten immer schlechter wurde, habe ich einen Modellversuch gestartet. Ich habe die etwa acht Allgemeinmediziner aus meinem direkten Umfeld eingeladen, jeweils an einem freien Mittwochnachmittag, alle paar Monate einen Facharzt in der Nähe zu besuchen. Es waren die Fachkollegen, zu denen wir unsere Patienten für eine fachärztliche Untersuchung überwiesen. Mit eingebunden hatte ich in diesen Plan die Pharmaindustrie. Deren Vertreter besorgten beim Facharzt den Termin und sorgten für Kaffee und Kekse. Der Kollege (oder die Kollegin) zeigte dann seine Praxis, erklärte alle Untersuchungsmethoden und die dazu nötigen Instrumente und die Praxisbesonderheiten und konnte seine Wünsche an uns Zuweisende loswerden. Das waren exzellente Fortbildungen für uns und bestes Praxis-Management sowohl für den gastgebenden Facharzt, als auch für uns Allgemeinärzte. Denn es war ja ein Vorteil für unsere Patienten, wenn wir bei einer Überweisung etwa sagen konnten: „Bestellen Sie dem Kollegen einen schönen Gruß von mir, wir kennen uns. Und haben Sie keine Angst, der wird dies oder jenes an Untersuchungen mit Ihnen machen. Und parken können Sie auch bequem da oder dort".

Wir haben damals in der Praxis einen Kardiologen, einen Neurologen, einen Pulmologen, einen Gastroenterologen und andere Fachärzte besucht. Auch eine Krankengymnastik-Praxis, eine Logo- und eine Ergotherapeutin. Die einzige Schwierigkeit für mich war, meine Arztkollegen für das Projekt zu begeistern. Einer, der damals recht gerne mitging, sagte mir 15 Jahre später beim Treffen auf dem Wochenmarkt mitten im Dorf, welch tolle Einrichtung das doch gewesen sei, diese von mir organisierten Facharzt-Besuche, an die er sich immer noch gerne erinnert.

So habe ich versucht, neben aller Fachlektüre und allen großen Kongressen, die ich besucht habe, fachlich immer auf dem Laufenden zu bleiben und nicht auf dem „flachen Land" zu verkümmern und zu verdorren – wie mir das einmal prophezeit worden war.

18. Welche Eigenschaften braucht ein Arzt?

Jetzt habe ich davon berichtet, wie ich mich sowohl während meiner klinischen Ausbildung als auch später als niedergelassener Arzt darum bemüht habe, fachliche Kompetenz zu erwerben und zu behalten. Das heißt, immer wieder das medizinische Wissen aufzufrischen und zu vertiefen.

Nach meiner Niederlassung in selbstständiger Praxis merkte ich jedoch, dass ich neben dem Fachwissen noch mehr brauchte. Es fehlte mir neben der medizinischen Vervollständigung und Aktualisierung meines medizinischen Wissens und meiner Fähigkeiten etwas, was ich mit „Aufboostern" meiner eigenen Empfindsamkeit, dem Mitgefühl und dem zugewandt sein meinen Patienten gegenüber bezeichnen möchte. Sozusagen ein „Refreshing meiner Empathie". Gibt es dafür auch eine Quelle? Dazu musste ich noch einmal zurückdenken an mein Studium.

Ich entsinne mich an mein Medizinstudium und viele Diskussionen mit meinen Mitstudierenden. Wir waren damals ungeheuer viele Abiturienten, die sich an der Universität Heidelberg, an der es zu der Zeit noch keinen Numerus clausus gab, zum Sommersemester 1961 neu für das Medizinstudium einschrieben. Über 1000 Studenten hatten sich angemeldet; viele Universitäten in Deutschland hatten schon Zulassungssperren. Heidelberg war noch offen. Vorlesungen fanden aus Platzmangel in Kinosälen statt.

Eine kleine Zwischenbemerkung sei erlaubt: Zwölf Semester später, also nach der regulären Medizinstudienzeit, haben nach meiner Information 36 Medizinstudenten das Staatsexamen in Heidelberg abgelegt! Schon zum Physikum nach fünf Semestern meldeten sich etwa 80 Medizinstudenten. Ich war dabei. Die größere Zahl war schon im Vorphysikum nach zwei Semestern ausgeschieden.

Und noch eine weitere Zwischenbemerkung: Bei einer der ersten Vorlesungen sagte zu Beginn der damals in Heidelberg sehr bekannte und angesehene Anatom Professor Dr. Hermann Hoepke sinngemäß: „Oh, mein Gott, was wollen Sie denn alle hier? Und so viele Mädchen? Ich hänge demnächst eine Liste mit den Namen aller noch nicht verheirateten Assistenzärzte aus, damit es hier im Hörsaal leerer wird …"

Kaum eine Reaktion der Studierenden im Hörsaal; allenfalls Gelächter! Fast nicht zu glauben und heute gänzlich unmöglich!

Im kleinen Kreis von Mitstudenten lästerten wir gerne über manche Kommilitonen und wunderten uns: „Wie wird diese oder dieser einmal als Arzt arbeiten können?" Natürlich verglichen wir nicht jeden und jede mit Albert Schweitzer und Mutter Theresa. Aber doch vermissten wir bei vielen eine dem Menschen zugewandte Haltung. Ein lebhaftes Interesse am Mitmenschen. An der körperlichen Struktur, die wir kennenlernen wollten und an seiner, oft so undurchschaubaren psychischen Verfasstheit, deren Rätsel wir auch lösen wollten. Kann man solche Zugewandtheit und Neugier etwa noch im Studium erwerben? Gab es Veranstaltungen, die das fördern konnten?

Hinter all diesen Beobachtungen und Überlegungen stand immer die Frage: Müsste es nicht so etwas wie eine moralische Überprüfung angehender Medizinstudenten geben? Oder einen Eignungstest für den späteren Beruf als Arzt? Doch wie lässt sich die Eigenschaft „Mitmenschlichkeit" prüfen? Was sind denn die Eigenschaften, die ein Arzt in seinem Beruf braucht? Eigentlich sollte die ein junger Mensch schon besitzen, wenn er sich zum Medizinstudium entschließt. Grundlagen dazu sind doch in der Erziehung gelegt und im Umfeld des Heranwachsenden.

19. Ärzte und Mediziner?

Kurze Zeit nach meinem Studienbeginn sammelten sich im Medizinstudium an allen Hochschulen diejenigen Abiturienten, die den überall eingeführten Numerus clausus mit einer Eins im Abitur „besiegt" hatten. Diese Note war die Voraussetzung zur Zulassung zum Medizinstudium. Warum entschieden sich aber diese jungen Einser-Abiturienten zum Medizinstudium? War hohe Intelligenz und bemerkenswerter Fleiß, bescheinigt mit der Eins im Abiturzeugnis, eine Grundlage für einen so dem Mitmenschen zugewandten Beruf? War mit der Gesamtnote im Abitur auch ein ethisches Fundament gelegt, von dem ich vorhin gesprochen habe? Oder begannen hier Studenten eine Ausbildung, die zu einer „kalten Medizin" führte, wie ich es nannte. Begann hiermit schon eine Aufsplitterung der Medizin in zahlreiche enge Fachdisziplinen, besetzt mit ehrgeizigen Spezialisten. „Ein Facharzt für jedes Nasenloch", so haben wir immer gespottet. Begann damit ein Abbau der ganzheitlichen Medizin, die Psyche und Soma noch verbindend im Blick hatte? Herrschte jetzt endgültig die Naturwissenschaft in der Medizin? Hatten die Geisteswissenschaften und die Theologie die begleitende und oft sogar lenkende Funktion in der Medizin endgültig verloren?

In den Medien und der Öffentlichkeit hörte man

immer wieder, wie unterschiedlich meine Berufsbezeichnung benannt wurde. Man sprach zunehmend aufgeteilt von Medizinern und von Ärzten.

Bei den Medizinern vermutete man eher Arbeiter in einem angesehenen, lukrativen, Geld bringenden Beruf. Der Radiologe mit der Yacht und dem Porsche. Oder aber Mediziner in der forschenden Wissenschaft. Abgehobene, überintelligente, naturwissenschaftlich arbeitende Mediziner, die werden sicherlich gebraucht. Aber am Krankenbett? Da braucht man Ärzte!

20. Plädoyer für den klassischen Hausarzt

Später, im Jahr meiner Niederlassung 1976, fand in Bern in der Schweiz eine mit einhundertachtzig Experten aus aller Welt besetzte Tagung der internationalen „Gesellschaft für medizinische Ausbildung" statt. Sie diskutierte genau diese Fragen und Probleme, die ich eben angesprochen habe. Ein **„Plädoyer für den klassischen Hausarzt"**, so nannte Karl-Michael Kuntz in der *„Frankfurter Rundschau"* am 18. September 1976 seinen Bericht, den ich hier auszugsweise vorstelle:

Die weltweiten Probleme des Gesundheitswesens (werden) nur durch einen Arzt neuen Typs bewältigt werden können, der schon während der Ausbildung auf neue Aufgaben vorbereitet werden muss. (…) Zum wichtigsten Reformziel erklärten die in Bern versammelten Fachleute die Aufgabe, die Kluft zwischen medizinischer Ausbildung und den alltäglichen Anforderungen in einer Allgemeinpraxis zu überwinden. „Die Wiederentdeckung und Aufwertung des Haus- oder Familienarztes entspricht keineswegs nostalgischer Sehnsucht nach dem guten alten Onkel Doktor". (…) Ärztliche Grundversorgung müsse ausgeweitet werden. Die bereits hoch entwickelte Technologie und Spezialisierung könne kaum noch weitergetrieben werden.

Doch die Einsicht in die enorme Bedeutung des „Hausarztes" ist nur schwer in die medizinische Ausbildung einzubringen. Denn derzeit werden die Medizinstudenten in der Regel in Universitätskliniken ausgebildet. Sie lernen Diagnose und Therapie ungewöhnlicher Krankheiten, aber die Masse der Gesundheitsstörungen der Bevölkerung, die ersten Anzeichen noch leicht zu kurierender Leiden bleiben den Medizinstudenten zumeist unbekannt. (…)

Die Schwierigkeiten, Ärzte mit Interesse an Patienten sowie freier Praxis auszubilden, werden in der Bundesrepublik Deutschland durch die Numerus-clausus-Regelung noch verschärft: Abiturienten, die aufgrund besonders guter Noten sofort zum Medizinstudium zugelassen werden, sind zumeist leistungsorientierte Technokraten, die von der Exaktheit naturwissenschaftlicher Methoden fasziniert sind. Ihre Fixierung auf die Präzision naturwissenschaftlicher Methoden geht einher mit Abwehr gegen Diagnosemethoden, die neben physiologischen Messungen auch Intuition erfordern. Das zeigen psychologische Untersuchungen über Studienanfänger in der Medizin. Die Autoren der Studie, die Psychologen Erich und Ulrike Schott (Universität Ulm), befürchten, dass durch das gegenwärtige Zulassungssystem mit verschärftem Leistungsdruck und Anpassungszwang gerade solche Bewerber frustriert werden, auf die ein sozial orientierter Beruf wie der des Arztes eigentlich nicht verzichten kann.

Das Ulmer Forschungsergebnis, dass technokratische Medizinstudenten Unsicherheit und Unklarheit schwer bzw. kaum erträglich finden, signalisiert die Gefahr, dass sich die

Apparatemedizin wider besseren Wissens weiter ausbreitet. Gerade ein frei praktizierender Allgemeinarzt steht unter dem Zwang, so hat Prof. Theodor Abelin (Bern) bewiesen, auch Unsicherheit ertragen zu müssen. Bei jedem vierten Patienten gibt es in der Allgemeinmedizin keine klare Diagnose, stellte Abelin fest, als er die Arbeit von 100 Allgemeinpraxen untersuchte. (…)

Die in Bern versammelten Fachleute betrachteten diese Forschungsergebnisse als Bekräftigung ihrer Forderung, dass der künftige Arzt lernen müsse, mit der Ungewissheit zu leben. Seine Ausbildung dürfe sich nicht mehr in den Naturwissenschaften erschöpfen, die Humanwissenschaften müssen hinzutreten. „Pillen und Apparate reichen zur Bekämpfung von Krankheiten nicht aus", erklärte Prof. Hannes Pauli (Bern). Mindestens ebenso wichtig sei es, mit dem Patienten eine menschliche Beziehung aufzubauen und diese kontinuierlich zu pflegen. Zu den sozialen Fähigkeiten, die der Arzt – oft individualistische Einzelgänger – entwickeln müsse, gehöre auch die Kooperationsfähigkeit mit anderen Gesundheitsberufen wie Gemeinde-Schwester oder Sozialarbeiter.

(…) Dr. Wolfgang Schüffel, (Ulm): „Wird die Biografie des Patienten als Leitfaden durch die Krankengeschichte und als Bezugspunkt für diagnostische und therapeutische Maßnahmen verstanden, so rückt das Gespräch mit dem Patienten in den Mittelpunkt der medizinischen Ausbildung und klinischen Praxis. Dem Studenten und zukünftigen Arzt müssen damit Prinzipien der Gesprächsführung vermittelt werden, die sowohl Aussagen zur Interaktion Arzt – Patient

zulassen, wie sie Einblicke in die psychosoziale Situation des Patienten erlauben" …

Gut beschrieben sind in diesem Artikel die Probleme, die ich schon im Studium und in meiner Ausbildungszeit auf mich zukommen gesehen habe. Ich steckte ja mittendrin im Ausbildungssystem. Und so blieb während meiner Ausbildung die Frage, wo kann ich das lernen, was hier in diesem Artikel benannt ist: mitmenschliche Beziehungen gut aufbauen, ergebnisreiche einfühlsame Gespräche führen, Unsicherheiten aushalten. Und dazu noch: In diesen Unsicherheiten nicht immer nur siegen, sondern auch scheitern lernen!

21. Ist Barmherzigkeit die wichtigste ärztliche Tugend?

Wo und wie also kann man diese verschiedenen karitativen, empathischen Eigenschaften intensivieren, die man als Arzt haben muss? Sind diese Eigenschaften mit dem Wort Barmherzigkeit ausreichend beschrieben? Der einzige, der dem in der Bibel beschriebenen, unter die Räuber gefallenen, halb tot geschlagenen Mann half, war der Samariter. Ein Ausländer unter den Juden dort. Er öffnete sein Herz und erkannte darin den Auftrag, die Not des Mitmenschen wahrzunehmen und zu lindern. „Barmherziger Samariter" wird er im Evangelium des Lukas (Luk 10, 30 – 37) genannt. Die Erstbeschreibung eines Rettungsmediziners ist das. Er handelt ohne Ansehen der Person. Nur die Hilfsbedürftigkeit des Mitmenschen zählt.

In allen drei abrahamitischen Religionen ist Barmherzigkeit eine der herausragenden Eigenschaften Gottes, Jahwes, Allahs. Gottes Barmherzigkeit ist nach jüdischer Vorstellung so unverbrüchlich wie die Bindung der Mutter an ihr Kind. Diese Wesenseigenschaft ist Vorbild für menschliches Handeln. Und das gilt doch sicher herausragend auch für mitmenschliches ärztliches Handeln. „Seid barmherzig, wie auch euer Vater (im Himmel) barmherzig ist", heißt es bei

Lukas (Lk 6,36). Ist Barmherzigkeit also ein Schlüsselwort?

Mir fällt die Geschichte vom Volk Israel ein. Die Israeliten ziehen den endlos langen Weg aus der Sklaverei in das gelobte Land. Ihren Glauben an ihren Gott, der sie leiten und führen soll, haben sie oftmals vergessen in der langen, entbehrungsreichen Zeit. Sie bauen sich mit dem „goldenen Kalb" einen eigenen Gott. Und als Strafe für ihren Abfall schickt Gott „feurige" Schlangen, die die Menschen beißen und töten. Und Mose bittet Gott um Barmherzigkeit für sein Volk. Und Gott gibt ihm den Auftrag, eine „eherne" (das heißt bronzene) Schlange zu machen und auf einem Stab vor sich herzutragen als Zeichen seiner eigenen Barmherzigkeit (4. Mose, Numeri, 21,8).

Dieses Symbol haben eifernde Christen später als ein Zeichen für Jesus am Kreuz gedeutet. Mir fällt dabei allerdings das Symbolon der Ärzteschaft ein, der Äskulap-Stab mit der Schlange. Das Zeichen der Barmherzigkeit vor mir herzutragen als Arzt! Welch eine Botschaft! Als Stabsarzt hatte ich den Äskulap-Stab auf den Epauletten meiner Uniform und auf dem Arztschild an meinem Auto. Sollte das meine Barmherzigkeit anzeigen?

Ich hatte im Fach Medizingeschichte einen anderen Erklärungsversuch für den Äskulap-Stab gehört: Es gab in Ägypten eine Seuche, hervorgerufen durch den Medinawurm (Dracunculus medinensis). Der lebt im

Wasser, beißt sich durch die Haut in den menschlichen Körper, und wächst dann direkt unter der Haut des Opfers zu eindrucksvoller Länge von bis zu einem Meter heran. Um ihn zu bekämpfen, müssen der Befallene und sein Helfer wieder ins Wasser. Wenn dann der dünne Wurm seinen Kopf aus der Haut des Menschen rausstreckt, um seine Larven ins Wasser zu speien, muss man den Kopf mit einem gespaltenen Holz fassen und den Wurm langsam auf dem Holz aufrollen und so aus dem Menschen herausziehen.

Und dieser aufgewickelte Wurm auf dem Holz sei der Äskulap-Stab. Welches ist das rechte Symbolon? Die eherne Schlange als Zeichen von Gottes Barmherzigkeit? Oder der Medinawurm?

Mein Vater, Dr. med. Gert Hensel (1908 – 1945), hat in seiner ärztlichen Ausbildung in einer Klinik in Königsberg / Ostpreußen gearbeitet, die „Krankenhaus der Barmherzigkeit" hieß. Das Haus war 1848 gegründet mit Düsseldorfer Schwestern der „Kaiserswerther Diakonie" und Hamburger Pflegern aus dem „Rauhen Haus von Johann Hinrich Wichern".

Auch der bekannte ostpreußische Arzt Dr. Hans Graf von Lehndorff (1910 – 1987) hat in diesem Königsberger Krankenhaus „Barmherzigkeit" gearbeitet. Über seinen barmherzigen Dienst an den verlassenen Menschen in der vom Krieg verwüsteten und durch die Russen besetzten Stadt Königsberg hat er in seinen weit bekannten *Aufzeichnungen eines Arztes aus den Jahren 1945 – 1947* unter dem Titel *Ostpreußisches*

Tagebuch Rechenschaft abgelegt. Es ist der erschütternde Bericht eines großartigen Arztes und Menschenfreundes mit einer tiefen christlichen und humanistischen Prägung. Ein Arzt, der Barmherzigkeit ausübte an seinen geschundenen Mitmenschen.

Es gehört zu den großen Geschenken meines Lebens, dass ich Hans Graf Lehndorff mehrfach begegnen durfte, weil wir beide in den Vorstand der „Ostpreußischen Arztfamilie" gerufen waren. Das war die Nachfolgeorganisation der „Medizinischen Gesellschaft an der Albertus Universität zu Königsberg/Pr.", die die aus Ostpreußen stammenden Ärzte nach ihrer Flucht nach dem II. Weltkrieg zusammenschloss. Immer wieder bin ich dankbar, dass Lehndorffs berührende Verse „Komm in unsre stolze Welt" als Lied EG Nr. 428 in das evangelische Gesangbuch aufgenommen wurden.

Auch heute noch tragen Krankenhäuser und diakonische und pflegerische Gemeinschaften das Wort Barmherzigkeit in ihrem Namen. In der Beschreibung ihres ethischen Arbeitsprofils und ihrer Verpflichtungen wird Barmherzigkeit immer zuerst genannt.

22. Kraft schöpfen durch die Bindung an die Religion

Es mag merkwürdig und ungewöhnlich erscheinen, dass mich diese Gedanken etwa ein Jahr nach meiner Niederlassung umtrieben. Aber bei zahlreichen Kongressen und ärztlichen Veranstaltungen fand ich keinen Hinweis etwa in Vorträgen, Arbeitsgruppen oder Workshops zur Vervollkommnung ärztlicher Tugenden. Nicht einmal einen ernst zu nehmenden Hinweis auf Orte, in denen Kraftquellen für einen hart arbeitenden Arzt gefunden werden können. Nur erste Sanatorien für vom Burn-out-Syndrom befallene Ärzte begannen für sich Werbung zu machen. Das war doch nichts für mich. Ich stand doch „voll im Saft"!

Wenn ich aus meiner Praxistür herausschaute, fiel mein Blick auf die alte friesische Feldsteinkirche unseres Ortes, die auf einer Warft steht, einem Hügel, wie es bei unserer Nähe zur Nordsee als Hochwasserschutz üblich ist. Sehr bald besorgte ich mir einen Schlüssel zu dieser Kirche. Viele Male habe ich in diesem Kirchenraum in aller Stille versucht, Belastungen zu verarbeiten, die mir in den Erzählungen und Krankheitsberichten meiner Patienten übergeben wurden.

Ich schloss bald Freundschaft mit dem Pfarrer unseres Dorfes, der auch Patient meiner Praxis war.

Wir machten uns gegenseitig auf Mitbürger aufmerksam, die einer Hilfe bedurften. Und so war ein üblicher Begrüßungswortwechsel entstanden: „Na – Seelsorger! Na – Leibsorger!"

Später schloss ich mich einer evangelischen Kommunität an. Diese Bruderschaft war 1960 an dem Zisterzienser-Kloster Amelungsborn gegründet worden, das (leider) 300 km von meinem Wohnort entfernt im Weserbergland liegt. Wir trafen uns in einer Gruppe von zwanzig bis dreißig Männern in dem altehrwürdigen, 1153 gegründeten, romanischen Kloster etwa zehnmal im Jahr für ein verlängertes Wochenende von Freitagabend bis Sonntagmittag. Ich fand dort eine geistliche und auch eine geistige Heimat, die mir bis heute viel bedeutet.

Es ist schon bemerkenswert, wie viele Ärzte Mitglieder dieser Bruderschaft geworden sind. Daneben sind es Lehrer, Juristen, Pfarrer und in sozialen Berufen Tätige. Immer wieder höre ich auch von meinen ärztlichen Kollegen dort, wie nötig sie den Halt in dieser Gemeinschaft brauchten. Auch für das Tun in ihrem Beruf.

Von einem sogenannten „Doppel-Blind-Versuch" zur Wirkung dieser Gemeinschaft auf mich und mein seelisches Gleichgewicht will ich kurz berichten. Es war noch zu der Zeit, als kein Mitarbeiter in der Praxis wusste, wo ich das lange Wochenende verbrachte. Eines Tages blätterte ich in dem Bestellkalender der Praxis und fand, dass die Montage so unterschiedlich gefüllt waren. Ich fragte eine Mitarbeiterin, woran das denn läge. Sie antwortete mir, leicht errötend, das geschehe durch die Montage nach dem Wochenende, an dem sie immer schon am Freitag so früh frei hätten. Nach diesen Wochenenden käme ich, der Chef, immer so entspannt wieder zur Arbeit. So hatten sie sich angewöhnt, alle schwierigen „Psycho"- Patienten an diesen Montagen einzubestellen. Jetzt wurde mir schlagartig klar, wie gut mir und meiner Seelenverfassung das Kloster tut und damit auch meinen Patienten.

Vor meiner Niederlassung hatte ich mir keine Gedanken gemacht über die große Zahl Patienten mit leichten seelischen und damit lebensbedingten Störungen, die ich als Hausarzt zu begleiten hatte. Die schwereren Störungen bedurften natürlich einer fachärztlichen Hilfe. Aber sehr häufig war doch meine Begleitung meiner Patienten und Patientinnen bei diesen leichten Störungen nötig. Mit zunehmender Arbeit wuchs in mir die Erkenntnis, wie häufig seelische Störungen die Ursachen für Erkrankungen waren. Lebensbedingte Krankheiten nannte Dr. Bruker sie. Und ich merkte bald, wie schwer es war, zeitnah kompetente Hilfe für psychisch Erkrankte zu bekommen. Oft musste ich diese Patienten selbst führen und behandeln, bis ich sie endlich in gute Fachbehandlung abgeben konnte.

Dazu kamen auch noch zahlreiche Todesfälle, bei denen auch die Angehörigen zu betreuen waren. Aber auch ich als Arzt selbst hatte ja diese Todesfälle zu verarbeiten. Bei jedem Fall hatte ich als begleitender Arzt und Vertreter des Lebens ja gegen den Tod verloren. Ich der Arzt, ich war in diesen Fällen der Looser!

23. Ich beginne meine Erlebnisse in „Glossen“ aufzuschreiben und zu veröffentlichen

Von einigen dieser Behandlungsfälle in meiner langen Praxiszeit und von vielen anderen Beobachtungen in meiner Praxis und bei meinen Mitmenschen im Alltag habe ich später in der Form von kleinen Berichten erzählt. Das war in der Zeit, als ich bei der Gesellschaft für Gesundheitsberatung GGB e. V. in Lahnstein von deren Gründer Dr. med. Max Otto Bruker in den Vorstand der Gesellschaft berufen wurde.

Dr. Bruker hörte mir immer mit großem und echtem Interesse zu, wenn ich aus der Praxis erzählte. Eines Tages bat er mich, für das Periodikum der Gesellschaft mit dem Namen „Der Gesundheitsberater“ regelmäßig kleine Erlebnisse und Beobachtungen aus meinem Praxisalltag aufzuschreiben. Er wollte sie in der Zeitschrift veröffentlichen. Sie wurden bald eine gern und häufig gelesene Rubrik. Es gab sogar einige Leser, die lasen im GESUNDHEITSBERATER zuerst die Glosse, die so oft endete mit den Worten: „Das wünscht Ihnen Ihr Dr. Joachim Hensel“.

Einige dieser vielen Glossen, die zeigen, wie bunt und vielseitig mein Erleben in der Praxis und mein Beobachten im Alltag waren, werde ich jetzt wiederbeleben und in den weiteren Text dieses Buches einbauen.

Zum Beispiel diese Geschichte hier, in der ich von einer fürsorglichen Langzeit-Betreuung einer Patientin berichte. Und in der mir von einer ärztlichen Dienststelle „Unwissenschaftlichkeit“ vorgeworfen wurde. Und in der von meiner Abneigung gegen Medizinalstatistiken zu lesen ist. Die Glosse im GESUNDHEITSBERATER aus dem März 1993 trägt die Überschrift: „Am Ende eines langen Lebens“: Da hatte ich eine liebe Nachbarin, die wenige Häuser von meiner Praxis entfernt wohnte und sich immer entschuldigte, dass sie nie krank sei und der Doktor an ihr nichts verdienen könne. Nur einmal, und das ist schon 10 Jahre her, als sie 85 Jahre alt war, stürzte sie und brach sich den Arm. Aus ganz Deutschland kamen Enkel, Nichten und Neffen angereist, um die so blessierte alte Dame anzusehen. Das kannte man nicht, die Oma war krank! Erwartungsgemäß war alles wieder schnell vergessen. Der 90. Geburtstag war ein großes Fest, der 95. etwas stiller. Kurz vor dem 96. Geburtstag ging sie noch in ihrem Garten herum und versorgte sich alleine im Haus, so gut es ging. Die Kinder, auch längst pensioniert, wohnten ja nebenan und halfen. Eines Mittags stand sie nicht mehr auf vom Mittagsschlaf. Sie klingelte den Kindern, ließ sich eine Wärmflasche geben, schlief noch einmal, stöhnte auf und starb.

Ich hatte sie mittags noch gesehen und dann am

Abend den Tod attestiert. Als Todesursache schrieb ich in die entsprechende Rubrik des Formulars „hohes Lebensalter ohne ernste Vorerkrankungen". Damit nun hatte ich etwas angestoßen, von dessen Kraft ich nichts ahnte! Hohes Lebensalter als Todesursache! Das ist in der Statistik und in der ärztlichen Sprache nicht vorgesehen. In kein internationales Schema passte meine fatale „Diagnose".

Zunächst bekam ich eine gehörige Belehrung durch die Amtsärztin und allerlei Zurechtweisung. Das Dokument landete wieder bei mir auf dem Schreibtisch, die liebe Nachbarin konnte nicht beerdigt werden. Bitte, so die Amtsärztin, ich möchte doch eine Herzschwäche oder wenigstens einen Herzschlag attestieren. Das könnte man doch vermuten. An irgendetwas müsse sie doch schließlich gestorben sein. Ich glaube doch wohl nicht im Ernst daran, dass sie so einfach an ihrem Alter gestorben sei. „Aber Herr Kollege, ich bitte Sie … Das ist doch ‚unwissenschaftlich'", sagte sie. Sicherlich meinte sie aber, das ist doch „naiv". Wie lange arbeiten Sie denn schon als Landarzt? 18 Jahre! Na ja, aber damit die alte Dame beerdigt werden kann, bitte … Die Gemeinde wartet auf das Dokument, die Familie wartet, der Pastor wartet.

Also schrieb ich „Herzschlag", lateinisch natürlich, und meinte damit aber in gutem Deutsch den letzten Schlag, den das alte Herz tat und danach keinen mehr, nach einem so langen Leben. So etwas Ähnliches sagte dann auch unser Pastor, der – verspätet – die betagte Nachbarin zur letzten Ruhe begleitete.

Und doch ärgerte es mich, dass nun auch diese liebe Patientin ein Strich ist auf der Zählkarte für all die Herz- und Kreislaufkranken, die an ihrer Krankheit sterben. Sie geht also ungerechterweise mit ein in die internationale Todesursachenstatistik. Und sie zählt mit ihrem letzten Herzschlag zu den immer wieder mahnend besonders uns Ärzten vorgehaltenen so-und-soviel Prozent von Herzkranken, die an ihrem Leiden sterben müssen. Ein Vorgang, den wir Ärzte und Gesundheitsberater GGB doch zu verhindern haben. Das hat sie nicht verdient, die liebe Nachbarin mit ihrem langen Leben und der Gesundheit bis ins hohe Alter hinein.

Aber dennoch bleibt ein tröstlicher Gedanke: selbst die Amtsärztin hatte ja gemerkt – siehe oben – dass ich den Statistiken nicht so viel Glauben schenke. Und so mag es mir und erst recht der lieben Nachbarin egal sein, in welcher Schublade der Fall abgelegt wird. Wenn ich mir selbst etwas wünschen darf, dann möchte ich so und zur richtigen Zeit mein Leben beendet wissen. So wie die liebe Nachbarin: einfach am Alter sterben! Egal, wer dann die letzte Diagnose zurechtschummelt und wie die auch immer heißen mag.

Das war so eine typische Glosse, mit der ich meine Beobachtungen in der Praxis verarbeitete. Mit Todesfällen hatte ich ja als niedergelassener Arzt nun häufiger zu tun. Wie schon gesagt, eigene Patienten durch den Tod zu verlieren, das muss ein Arzt erst lernen. Er sollte sich stets vergegenwärtigen, dass alles Leben endlich ist. Aber das Gefühl, bei jedem Todesfall eines eigenen Patienten als Arzt verloren zu haben, das ist belastend. Bleibt dieses belastende Gefühl wohl bei vielen von uns Ärzten für unsere ganze Dienstzeit bestehen? Kann, sollte oder muss man dieses Gefühl wegdrücken, verdrängen? Oder kann man auch versuchen, es zu mildern.

Vielleicht besteht eine Hilfe darin, sich seiner eigenen Verletzlichkeit und seiner eigenen Sterblichkeit immer bewusst zu sein. Das war für mich am Anfang nicht ganz selbstverständlich. War ich doch erst 35 Jahre alt bei der Praxisgründung. Und ich war kerngesund und voll arbeitsfähig. Jeden Tag. Sollte ich jetzt schon immer an meine eigene Endlichkeit denken? Und mit meiner eigenen Sterblichkeit vor Augen täglich leben?

24. Von der Gesundheit und dem Zufriedensein

Ich war stolz, noch nie bei der Arbeit gefehlt zu haben. Nie krank gewesen zu sein. Erst im Alter von fast 60 Jahren hatte ich meinen ersten „gelben Schein" erhalten. Das alles habe ich stolz, lautstark und selbstsicher auch öffentlich immer wieder verkündet.

Doch – welch eine schlimme Haltung verbirgt sich hinter dieser vollmundigen Angeberei? War ich denn unachtsam mit meiner eigenen Gesundheit umgegangen und hatte alle Signale meines eigenen Körpers immer überhört und missachtet? Immer nur gearbeitet? Hatte ich mich so ausgepowert und auch alle Warnzeichen meines Organismus einfach überspielt?

Es konnte doch nur so sein, dass ich häufiger auch kleinere Infekte mit allerlei Arzneien zugedeckt habe, um in der Praxis gut zu funktionieren. Habe ich dabei bei meinen eigenen Infekten die Möglichkeit einer Ansteckung meiner Patienten einfach in Kauf genommen? Es musste doch wohl so sein, dass ich Müdigkeiten nach maximaler Belastung einfach weggedrückt habe, so wie das meine Kollegen mit Kaffee tun. Dass ich Rückenbeschwerden nach Gartenarbeit mit einer Schmerzmedikation verschwinden ließ?

Alle diese Gedanken kamen mir während meiner

stürmischen Praxistätigkeit eigentlich nie. Ich war gerne und meist auch recht dynamisch bei meiner Arbeit. Ich weiß noch, dass ich überrascht war, als ein Patient, den ich fragte, wie es ihm gehe, zurückfragte: „Und wie geht es denn eigentlich Ihnen, Herr Doktor?" Wie es mir geht? Was für eine ungewohnte Frage! Was für eine komische Frage. „Also … gut! Ich bin zufrieden!" Das wird wohl meine Antwort gewesen sein.

Ich bin zufrieden? Ist das die richtige Antwort? Darf man das einfach so frei heraus sagen, auch wenn es stimmt? Dazu schrieb ich im November 1995 für den GESUNDHEITSBERATER eine Glosse mit der Überschrift *Zufrieden?*

„Danke, es geht mir gut, ich bin zufrieden!" So antwortete neulich ein Patient auf meine Frage nach seinem Befinden. Diese Antwort war so ungewöhnlich (zumindest in der Sprechstunde bei einem Arzt), dass ich wohl ganz überrascht gewesen bin. Rasch erklärte sich daraufhin der Patient entschuldigend weiter: „Das sage ich ja nur zu Ihnen. Auch nur Ihnen als Arzt, weil die Türen zu sind, hier im Sprechzimmer. Meinem Chef dürfte ich das nie so sagen. Das wäre taktisch unklug. Von der nächsten Beförderungsliste würde ich gestrichen! ‚Dem geht es ja gut, der ist ja zufrieden. Der hat ja wohl genug!' Und sicher würde er mir neue Arbeitsbereiche zusätzlich aufbürden. ‚Der ist ja noch zufrieden, der klagt ja noch nicht, dem geht es ja noch gut, also kann er noch dieses oder jenes mitübernehmen, wofür wir schon lange einen Geduldigen suchten.' Aber Ihnen kann ich das ja sagen, Ihnen als Arzt".

„Aber weder meinem Chef noch meinem Nachbarn sage ich sowas", erzählte der Patient weiter.

Jener Nachbar guckte neulich auch so komisch, als ich ihm meine Zufriedenheit ausdrückte. Da habe ich dann wenigstens schnell über das Wetter geklagt: „Es ist ja so furchtbar heiß, das kann man ja nicht aushalten, und das kam ja alles so plötzlich …" Gleich stimmte der Nachbar mit ein: „Und im Garten vertrocknet alles, es müsste doch mal wieder tüchtig regnen, mit dem Wetter wird es ja auch immer schlechter …" So fanden wir uns schnell in der Unzufriedenheit und wurden im Jammern und Klagen einig. Dabei schien die Sonne doch erst seit einer Woche und hatte eine längere Regenperiode abgelöst, die alle Leute trübsinnig und klagsam gemacht hatte.

Als mich wenige Tage später der Zweigstellenleiter meiner Sparkasse fragte, ob es mir gut gehe, fuhr es mir blitzschnell durch den Kopf: Wehe man frage einen Arzt nach dem Gutgehen, und wehe ein Banker tut das! Wenn der Arzt dann antwortet, er sei zufrieden, so heißt das in der nonverbalen Sprache: Er hat genug verdient, er hat keine finanziellen Sorgen. Die Aktien steigen, das Schäfchen ist im Trockenen, der Porsche ist vollgetankt, die Fahne an der Segeljacht gehisst. Also lieber schnell jammern, damit man nicht in die Schublade der saturierten Protzer gesteckt wird. Schon wollte ich sagen: „Danke, aber es ist ja so heiß …", aber dann sagte ich lieber: „Oh danke, ich bin zufrieden, denn ich hatte heute eine große Menge lieber Patienten.“ Allerdings guckte der Sparkassenchef bei dieser Antwort doch sehr verwundert und tat mich sicherlich in die Schublade der ulkigen Vögel. Und da sitze ich dann in dieser Schublade mit all den anderen bunten Vögeln und bleibe dort auch ganz gerne sitzen. Denn da sitze ich gut und ich bin zufrieden und so vergnügt, dass ich dafür – wüsste es mein Finanzamt – sicherlich Vergnügungssteuer bezahlen müsste!

„50 Jahre Frieden in Deutschland“ stand in diesen Tagen, als das Gespräch mit dem Patienten stattfand, in einer Wochenzeitung. Aber sind wir in diesem Frieden auch zufrieden? Wir sind eine der reichsten (und verwöhntesten) Nationen der Erde. Uns geht es ja aus vielen Gesichtspunkten heraus wirklich gut. Aber zufrieden – bereit zum Frieden?

Als ich diese Glosse aus dem Jahr 1995 jetzt, im Frühjahr 2022, in dieses Buch übernahm, bekamen diese Zeilen einen ganz anderen Wert. Nun sind es schon fast 80 Jahre Frieden in Deutschland gewesen; und doch brach nur zwei Flugstunden von unserer Hauptstadt entfernt, für uns alle unfassbar, wieder ein Krieg aus. Ein grausamer Krieg, der uns alle aus unserem Schlaf im Frieden energisch wachgerüttelt hat. Und in Menschen meines Alters noch Erinnerungen an schlimmstes Kriegserleben im frühen Kindesalter hochgespült hat. Dass wir das noch einmal erleben müssen, in unserer Nachbarschaft in Europa! Fassungslos sitze ich beim Friedensgebet in unserer Kirche.

Damals, in der Zeit, in der ich die Glosse schrieb, war ich wirklich zufrieden. Ich hatte einen wunderbaren Beruf. Ich konnte eigenständig arbeiten, ohne zu viel Reglementierung und Aufsicht von irgendwelchen vorgesetzten Dienststellen. Ich war ja ein „Freiberufler". Ich hatte ein schönes Zuhause. Eine liebe, treue Ehefrau, die mir den Rücken freihielt, damit ich sorgenfrei arbeiten konnte, während sie Haus und Kinder versorgte. Ich konnte die großen Belastungen der Praxis unbelastet von häuslichen Problemen stemmen.

Auch im Alltag nach der Praxis sorgte meine liebe Frau für meine Ruhe und Erholung. Sie plante unsere Urlaube so, dass ich Kraft für meine täglichen Anforderungen tanken konnte. Sie dachte an die Geburtstage aller Mitarbeiter und besorgte die Geschenke. Sie behielt den Praxisablauf im Auge, hielt geduldig meine lange Abwesenheit von zu Hause aus (auch bei Kongressreisen am Wochenende) und wusste sich als Frau des Arztes im Dorf auch zurückzuhalten. („Das müssen Sie meinen Mann fragen, wir besprechen die Krankheitsfälle nicht am Küchentisch zu Hause!", war oft ihre Antwort auf Nachfragen zu persönlichen Krankheitsdingen). Das war einfacher, weil Praxis und Wohnhaus einen Kilometer auseinander lagen. Und weil meine Frau mit der Medizin nichts zu tun haben mochte. Schon bei der Wahl des Studienfaches sagte sie: „Ich studiere alles, nur nicht Medizin". Und so studierte sie das, wovon sie „am wenigsten Kenntnis“ zu haben glaubte: Volkswirtschaft.

Wer schreibt mal ein Buch über die großartigen und bewundernswerten Verdienste der Ehefrauen von Landärzten?

Ich habe eine tüchtige, treue Ehefrau und hatte damals drei heranwachsende Töchter zu Hause, die mir viel Freude machten. Die ich natürlich bei meinem gefüllten Praxistag nicht so heranwachsen sehen konnte, wie ich es mir gewünscht hätte. Später einmal, als sie schon groß waren und meine Frau und ich über ihre Erziehung zu Hause mit ihnen sprachen, verboten die Kinder mir das Mitreden. „Du hast dazu nichts zu sagen, Vati. Du warst doch immer in der Praxis. Erzogen hat uns die Mutti!“ Ich war erschrocken. So hatte ich das eigentlich nicht erlebt. Sie mochten Recht haben! Aber es war wohl doch nicht so schlimm, wie bei meiner befreundeten Nachbar-Arztfamilie, wo sich die Arztehefrau mit dem eigenen Kind in das Wartezimmer zur Sprechstunde ihres Mannes setzte, damit der Arztvater den Sprössling einmal richtig untersuche, weil er so hustete.

Mir ging es richtig gut, ich war zufrieden und glücklich in meiner Position. Richtig gut, auch gesundheitlich. Für den Fall, dass ich krank werden sollte, hatte ich ja eine recht teure „Berufsausfall-Versicherung“ abgeschlossen. Das beruhigt. Mit so einem Zertifikat in der Schublade braucht man an eigene Krankheiten nicht zu denken. Ich bemerkte eigene Störungen nicht. Ich fühlte mich unverletzlich mitten im praktischen Leben. Wie man heute so sagt: „unkaputtbar“.

25. Von eigener Betroffenheit und vom Umgang mit dem Tod

Der Patient, der mich nach meinem eigenen Befinden gefragt hatte, hatte noch eine übliche flapsige Bemerkung als eigene Antwort auf seine Frage: „Na ja, Sie als Arzt haben ja alle Pillen zur Hand, wenn es mal nicht gut geht".

Ist das wirklich eine Hilfe, einen vollen Arzneischrank zu haben? Ist es wirklich eine Hilfe, medizinischen Sachverstand zu besitzen, wenn man selber krank wird? Ist es wirklich eine Hilfe, wenn man so viele Menschen beim Sterben begleitet hat, wenn es an das eigene Sterben geht? Drei schwere Fragen, die nicht so schnell mit ja oder nein zu beantworten sind. Aber ich werde den Fragen nicht ausweichen.

Mein Arzneischrank war immer voll mit Pillen, das ist richtig. Aber ich selber habe so gut wie nie von seinem Inhalt Gebrauch gemacht. Dadurch, dass ich ständig Zugang zur Arznei hatte, erwuchs mir keine Hilfe. Oder doch eine kleine Beruhigung?

Mein Fachwissen war recht umfangreich, davon habe ich ja schon berichtet, aber später, als ich ernsthaft krank wurde, war das auch nicht nur Hilfe. Eher war mein Fachwissen für meine eigenen Erkrankungen ein Grund zu übermäßiger Besorgtheit und für die

Möglichkeit falscher Entscheidungen. Darüber wird noch zu berichten sein.

Patienten in den letzten Tagen zu begleiten, war mir immer eine besonders wichtige und liebe Aufgabe. Das war oft nötig. Wie ging es mir, als auch mir der Gevatter Tod schon einmal die Hand zwischen die Schultern legte? Waren da die Erfahrungen der Sterbebegleitung für das Ertragen eigener Todesfurcht hilfreich? Auch darüber muss ich noch Rechenschaft ablegen.

Dass ich die Aufgabe, sterbenskranke Menschen zu begleiten, gerne wahrgenommen habe, muss ich wohl betonen, denn es ist sicher nicht so üblich in meiner Zunft. Aber ich fühlte mich zu dieser seelsorgerlichen Arbeit berufen und auch durch meine theologische Ausbildung eher befähigt. Ich hatte nämlich nicht nur die Bindung zu meinem evangelisch-lutherischen Kloster aufgenommen, sondern auch eine Ausbildung als Lektor begonnen und später eine weitere Ausbildung zum Prädikanten abgeschlossen und dieses Predigtamt in meiner örtlichen Kirchengemeinde auch häufig und gern wahrgenommen.

Das war zu der Zeit, als sich die Fachrichtung Palliativ-Medizin als ärztliche Zusatzqualifikation etablierte und auch bei uns auf dem Lande Gruppen entstanden, die Hospize planten und sie auch errichteten und betrieben. Ich habe meine Mitarbeit in diesen Gruppen angeboten. Bei Hospiz-Helfern habe ich nicht nur zum Thema „Der Arzt und der Tod seiner Patienten“ referiert, sondern auch einen eigenen Part „Spiritualität in der Sterbebegleitung“ in der Ausbildung der Helfer für mehrere Jahre übernommen. Eigentlich ein urärztliches Thema. Und später habe ich mich zum Notfallseelsorger ausbilden lassen und dieses schwere Amt zehn Jahre lang ausgeübt.

Wie viele Patienten hatte ich sterben sehen?

Als wir nach über 20-jähriger Praxisarbeit eine Schulpraktikantin in der Praxis beschäftigen mussten, baten wir sie, die Karteikästen mit den verstorbenen Patientinnen und Patienten einmal durchzusehen und zu zählen. Wir waren über das Ergebnis mit der Zahl von weit über 1000 Karteikarten überrascht und erschrocken. Aber die Ursache für die hohe Zahl war nicht eine Übersterblichkeit in unserer Praxis, sondern die lange Zeit, in der ich schon niedergelassen als Arzt arbeitete. In der allgemeinen Statistik lagen wir an guter Stelle im Mittelfeld.

Ich muss dazu noch sagen, dass seit meiner Niederlassung die Seite mit den Todesanzeigen in unserer Tageszeitung meine Pflichtlektüre geworden war. Ich las die Anzeigen sehr aufmerksam und schnitt diejenigen aus, die mit meiner Tätigkeit in der Praxis in Verbindung standen und legte sie in die Karteikarte und diese in die Ablage. Da waren also auch Krankenakten dabei von Menschen, die ich nur als Vertretungsarzt kurz gesehen hatte.

Ich kann noch dazu erzählen, dass eines Tages in den siebziger Jahren, ohne mein Zutun oder meine

Zustimmung in einer Dankesanzeige nach einem Todesfall ausdrücklich mir mit Namensnennung für die ärztliche und seelsorgerliche Betreuung gedankt wurde („auch für das letzte Gebet"). Das führte zu einem Rüffel bei meiner zuständigen Ärztekammer mit der Begründung, das sei eine unerlaubte Werbung für meine Praxis, die ich zu unterbinden habe! Zu dieser Zeit waren auch Urlaubs-Anzeigen nur im Fließtext erlaubt und nicht im Blocksatz. Jede Art von Werbung, auch auf dem Praxisschild, war uns Ärzten damals untersagt. Heute undenkbar!

Über manche Formulierungen in den Todesanzeigen wunderte ich mich. Und ich konnte durchaus mit einstimmen, als ich in einem Beitrag von einem Theologen las, es würde selten so gelogen wie in Todesanzeigen.

Meine Glosse zu diesem Thema hieß dann *Plötzlich und unerwartet* und erschien im November 1993 im GESUNDHEITSBERATER: Mit Blaulicht und Martinshorn fuhr der Rettungswagen, und drinnen versorgte ich den Patienten auf dem Weg in die Klinik. Beim Rasenmähen war er umgefallen, morgens im Garten, nachdem am Abend zuvor ein ausgedehnter feuchtfröhlicher Kartenspielstammtisch gefeiert worden war. Nun lag er da, schweißüberströmt, mit starken Schmerzen in der Brust. Schon im Notfall-EKG sah man den frischen, ausgedehnten Herzinfarkt. Zwei Tage später rief mich dann der Kollege aus der Klinik an: Das Herz des Patienten war zu weit geschädigt, der

Kampf ums Überleben war missglückt, der Patient war nicht mehr zu retten gewesen und war verstorben.

„Warum?“ stand in dicken, dramatisch aufrührenden Worten über der Todesanzeige. Wenige Tage später erhielt ich den schriftlichen Bericht aus der Klinik: frischer Herzinfarkt, beginnendes Alkoholdelir, nicht behandelter, jahrelang bestehender Bluthochdruck, Übergewicht von 22 kg, Nikotinmissbrauch, schlecht eingestellter Diabetes.

Also darum! Ob ich der einzige gewesen bin, dem das „darum!“ so klar war? Ob der Patient und seine Angehörigen nicht auch von all diesen Risikofaktoren wussten? Oder sollte das „Warum“ heißen: Warum hat er nicht auf seine Ärzte, auf seine Angehörigen und auf seine innere Stimme gehört, die alle zu Mäßigung und Korrektur der Lebensführung aufgerufen haben?

Seit fast 20 Jahren sammle ich die Todesanzeigen meiner Patienten, auch die der Notfälle aus dem Notdienst und den Urlaubsvertretungen, falls ich mich an die Namen erinnere. Nicht nur die interessanten, mir bis dahin nicht bekannten verwandtschaftlichen Beziehungen lese ich aus den Anzeigen. Auch den letzten Glorienschein, der hier um ein zu Ende gegangenes Leben gelegt wird, bedenke ich so still für mich.

Ist Ihnen schon einmal aufgefallen, wie sehr in diesen Anzeigen geheuchelt wird? Da wird von der „lieben fürsorglichen Mutter, die stets Mittelpunkt der Familie war“, gesprochen und vier trauernde Kinder unterschreiben. Doch ich als Hausarzt weiß, dass auf

Krankenkassenkosten die Gemeindeschwester wochenlang die Sterbende morgens wusch und bettete. Oder es erscheinen zwei Anzeigen, eine vom „Lebensgefährten“ und eine von der Familie, die diese Rentner-Onkel-Ehe nicht toleriert hat. Und dem unvernünftig Lebenden, der trotz aller ärztlicher Warnungen seine Risikofaktoren so richtig voll auslebte bis hin zur tödlichen Koronarthrombose oder zum Herzstillstand nach einem reichlichen Mahl mit alkoholischer Vollbelastung, wird dann ein „starb unser treusorgender Vater und lieber Mann am Herzinfarkt“ nachgerufen.

Wobei der Herzinfarkt sozusagen als Krönung seines Lebens dargestellt wird, so als habe er sich rastlos aufgeopfert für das Wohl aller, bis zum letzten Atemzug. Der Herzinfarkt ist ja – obwohl er eine lebens- und ernährungsbedingte Krankheit ist, die durch die eigene Lebensweise induziert wird – eine der wenigen Diagnosen, die in der Todesanzeige stehen darf. Ich sehe darin, wie auch in der Anzeige, die ich eingangs beschrieb, nur eine posthume Verklärung der unvernünftigen und ärztlich strengstens vermahnten Rast- und Maßlosigkeit.

Diese Liste von beschönigenden Heucheleien, äußerem Schein und allerlei Verlogenheiten ließe sich endlos fortsetzen. Oft ist die Todesanzeige als letztes Dokument in der ärztlichen Karteikarte nichts anderes als ein abschließendes Ausrufezeichen unter einer langen Lebensgeschichte. Es ist das große Plus von uns

Hausärzten, dass wir diese Geschichten von unseren Patienten so genau kennen. Mir jedenfalls steht oft beim Durchblättern meiner Aufzeichnungen in der Patientenkartei, beim Überdenken der Familiengeschichte und beim Lesen der Todesanzeigen, der Lebensweg meiner Patienten mit allem „Warum?“ und „Darum!“ ganz beklemmend nah vor Augen. Und wie traurig bin ich dann, wenn als letzter Satz einem Verstorbenen nachgerufen wird: „Müh‘ und Arbeit war dein Leben ...“, so als wäre das alles. Nur Mühe und Arbeit? Keine Freude, kein Lachen, keine Liebe, keine Ruhe, keine Muße? Heißt das nicht, ein völlig vertanes Leben geführt zu haben?

Unehrlichkeiten bei der Verabschiedung aus dem Leben haben mich immer sehr gestört, wie diese Glosse erzählt. Aber wichtiger noch als die Ehrlichkeit im Andenken an einen Verstorbenen ist es für mich, im Leben die Ehrlichkeit zu bewahren und sie zu leben.

26. Vom Erziehen der Menschen, von der Muße und vom Zeitgeist

Ein ehrliches Leben zu führen. Das erschien mir immer als eine große Aufgabe für mich selbst. Ich erinnere mich, dass mich als Jugendlicher oft ein Albtraum plagte: Ich müsse Kindern an einem Kiosk Zigaretten verkaufen, obwohl ich deren Schädlichkeit kannte. Ich wachte dann mit einem elenden Gefühl auf.

Immer habe ich mich für Ehrlichkeit eingesetzt und das auch anderen Mitmenschen zu vermitteln versucht. Ich kannte so viele, die es nicht schafften mit ihrer eigenen Ehrlichkeit und sich immer im Leben „etwas vormachten". Das kam ja in der letzten Glosse heraus und das können Sie auch in den nächsten Glossen finden.

Die Menschen in diesem ländlichen Bereich, in dem ich lebe, sind zum großen Teil lebenslang sehr fleißig gewesen. Sie haben meist körperlich viel und oft auch schwer und lange gearbeitet. Gönnen sie sich, wenn die Arbeitszeit vorbei ist, am Feierabend oder auch in der Zeit nach dem aktiven Arbeitsleben die Ruhe, die zum Ausgleich, zum Gleichgewicht in ihrem Alltag gehört? Lassen sie auch die Muße zu, die zur körperlichen und seelischen Gesundheit führt und die dazu gehört?

Auch das am Rande zu überwachen und dazu aufzufordern, fühlte ich mich als Hausarzt berufen, gerade auf dem Land. Das ist Prävention, die das Entstehen von Krankheiten verhindert, die wir ja heute unter dem Sammelbegriff Stresskrankheiten subsumieren. Aber, lesen Sie einmal, was ich dazu in meinem Dorf beobachtet habe und wie ich einen Ratschlag geben musste, sich auch Ruhe und Muße zu gönnen. Sich auch einmal ehrlich dazu zu bekennen, was jetzt gerade richtig und angezeigt ist.

Meine Glosse *Rat zur Muße* (GESUNDHEITSBERATER Oktober 1993): Eine 78jährige und leicht gehbehinderte Patientin besuche ich regelmäßig einmal im Monat, da sie entfernt von unserem Dorfkern wohnt. Diesmal war die Besuchstour umverteilt, und ich war eine Stunde zu früh. Die alte Dame saß an der Seite ihres Hauses in der Sonne auf der Bank, hatte die Hände in den Schoß gelegt und sah in ihren Garten. Ich blieb einen Moment am Gartentor stehen, um dieses friedliche Bild der Muße in mich aufzunehmen. Mindestens dreimal hat sich dann meine Patientin während meines Besuches dafür entschuldigt, dass sie einfach dort so nutzlos herumgesessen habe. Das ginge doch gar nicht … Und einfach so am Nachmittag … Nicht einmal das Strickzeug habe sie mit herausgenommen; sondern nur so dagesessen!

Ist es nicht bemerkenswert, dass diese Mußestunde ein schlechtes Gewissen aufkommen lässt? Sind wir denn so gehetzt in unserem Alltag, dass wir uns auch

13 Jahre nach der öffentlichen Pensionierung zum 65. Lebensjahr nicht einmal eine Mußestunde auf der Bank in der Sonne gönnen dürfen – ohne ein schlechtes Gewissen? Gilt denn nur der fleißige Schaffer etwas? Auch hier in Niedersachsen außerhalb des „Schwabenländle"? Gilt noch immer das Wort vom „Maulaffen feilhalten"?

In meiner Heimat in Ostpreußen gab es früher das „Schummerstündchen", auch „die blaue Stunde" genannt. Das war die Stunde, wenn das Tageslicht blasser wurde und für die Arbeit nicht mehr taugte, es aber Verschwendung gewesen wäre, schon die Petroleumlampe anzuzünden. Dann legten die Menschen die Hände in den Schoß, ruhten aus, erzählten ein bisschen, sangen Lieder und warteten auf die Nacht. Diese gute Sitte wurde beibehalten, auch als das elektrische Licht erfunden worden war.

In unserer Familie gab es, als die Kinder noch klein waren, die „Gott-sei-Dank-Stunde". Die hatte ihren Namen vom Stoßseufzer der Mutter: „Gott sei Dank, die Kinder sind im Bett!" Nun kam die Stunde der Eltern, in der gesprochen oder geschwiegen, gelesen oder Musik gehört wurde. Dieses Ausruhen, bei dem die Kinder gestört hätten, wurde dann mit Freuden genossen, zur anderen Zeit hatten dann wieder die Kinder das Sagen.

Vielen meiner Patienten rate ich zu einer solchen „Ich-Stunde", in der sie sich zurückziehen, sich pflegen, sich selbst belohnen und ausruhen und auch zu dieser Ruhe bekennen sollen. Insbesondere den Ruhelosen, den Gestressten, den Schlaflosen, den Erschöpften, den Fernsehübersättigten, den Gehetzten und den Deprimierten ist diese Muße als Therapie zu empfehlen. Vielleicht sollte es wirklich und im Sinne des Wortlautes eine „Gott-sei-Dank-Stunde" werden, in der man auch wieder Dank sagen lernt für die Bewahrung im Leben und für all das Gute des Tages. Das dann auch wieder einfällt, wenn man bewusst und mit Muße in dieser sehr stillen Stunde danach sucht. Das wirkt heilend, muss aber als Heilmittel auch wohldosiert angewendet werden.

Nicht alles war in früheren Zeiten gut, aber sicherlich hatten die Menschen innerlich mehr Ruhe und brauchten weniger Beruhigungs- und Schlafmittel als heute. Alleine in der Bundesrepublik werden zurzeit jeden Abend mehr als 5 Millionen dieser kleinen Tabletten geschluckt. Ob man durch das Wiedereinführen der Schummerstunde nicht doch einen Teil davon entbehren könnte?

Es verwunderte mich schon, dass bei der bäuerlich geprägten Bevölkerung meines Dorfes diese stressige Vielbeschäftigung auch zu beobachten war. Und dass das schlechte Gewissen eine Mußestunde nicht genießen ließ oder sogar verbot.

Natürlich war in der Stadt und in den Büroberufen der Stress längst Alltag geworden. Alles ging immer schneller und hetziger. Das Angebot an Informationen wurde immer größer, auch das Angebot an organisierter Zerstreuung.

Es ist kein Wunder, dass ich auch bei meinen Kollegen, den Ärzten, diesen Stress und die Zeitnot zunehmend beobachtete. Gerade bei den Ärzten! Selbst in den Praxisferien war nicht immer das Ausruhen und die Erholung das erste Gebot. Auch bei mir nicht immer! Aber meine liebe Frau achtete sehr auf meine Erholung. Selbst in Arztkreisen schien eine Muße wertlos zu sein, wenn sie nicht kreativ genutzt wurde. Auch die karge Freizeit musste mit künstlichen „Zerstreuungs-Angeboten" ausgefüllt werden.

Ich habe dazu einmal eine Beobachtung gemacht und sie als Glosse im Mai 1994 im GESUNDHEITSBERATER veröffentlicht. Lesen Sie, was ich *Wider den Zeitgeist* zu bemerken hatte: Es war in Berlin. Ich besuchte mit meiner Frau einen medizinisch-wissenschaftlichen Kongress und hatte gerade eine sehr anstrengende Vortragsreihe am Vormittag gehört. Vor dem Kongresshotel waren in einem kleinen Garten in den ersten Frühlingssonnenstrahlen Tische gedeckt. Dankbar genossen wir die frische Luft und die Sonne. Die Ehefrau eines Kollegen kam noch ganz geschäftig mit der Kongressmappe unter dem Arm herausgestürzt auf uns zu und rief: „Ja, gehen Sie denn gar nicht in die Beuys-Ausstellung in der Kunsthalle? Wir haben doch zwei Stunden Mittagspause, das reicht gerade für die Ausstellung!" Als wir auf die verdiente Muße in der Sonne hinwiesen, sagte sie: „Aber dann verpassen

Sie ja den Zeitgeist!" Sicherlich habe ich mit „Na, denn verpassen wir ihn eben!" etwas zu schroff geantwortet, aber es kam aus tiefstem Herzen und mit tiefster Überzeugung. Und dann saß ich da mit meiner Frau in der Sonne, mitten in Berlin, genoss die Mittagsruhe im Hotelgarten und verpasste den Zeitgeist.

Wer oder was ist das eigentlich, dieser Zeitgeist? Hinter wem oder was rennen wir eigentlich her, bis zur Erschöpfung, um überall dabei gewesen zu sein, überall im Trend zu liegen und überall mitreden zu können? Ob das nun wirklich alle interessiert, was sie sich, vom Zeitgeist diktiert ansehen oder anhören: Ob das wirklich allen gefällt, was sie sich da Zeitgeistiges kaufen? Müssten wir als individuelle Persönlichkeiten nicht genau antizyklisch handeln? Das bedeutete zum Beispiel, dass, wenn alle Welt grün trägt, wir mit Stolz sagen: „Mir aber steht rot, und so trage ich auch rot, und jeder erkennt mich als den, der ich bin!" Oder hat der Zeitgeist uns dieses Stück von Persönlichkeit und Stärke der eigenen Urteilskraft schon gestohlen?

Was kaufen wir uns damit ein, dass wir überall dabei sind und überall mitreden können? Zunächst einmal ist es die innere Unruhe, die Hektik, das ständige Angespanntsein, das ständige sich Wandeln in den Moden, das Hinterherfließen hinter den Strömungen. Ist nicht der allgemeine Stoßseufzer unserer Zeit: „Ich habe keine Zeit, dafür habe ich keine Zeit", nicht auch ein Tribut an diesen Zeitgeist? Daneben kostet das Angleichen an den Trend auch Geld und verführt zu viel Unnützem, zu Plunder, der schon bald den nutzlosen Müll vermehrt. Es zeigt uns die Kurzlebigkeit vieler Gedanken, Werte und Gegenstände. Und es bringt uns weg vom Beständigen, vom Dauerhaften und vom Zufriedenen. Weg vom Zufriedenen: Diese Unzufriedenheit wird uns noch belasten!

Ist der Zeitgeist nicht derjenige, der uns alle gleichschalten will? Alle schnorcheln auf den Seychellen und wissen, dass Surfen in Fuerteventura längst out ist. Fahren Sie aber bitte nicht gleich los auf die Seychellen, die sind möglicherweise auch schon wieder out, denn zwischen dem Schreiben des Manuskripts und dem Drucken der Zeitung weht der Wind des Zeitgeistes schon wieder in eine andere Richtung. Alle haben ein abgebeiztes Jugendstilbuffet auf der Diele. Alle haben das gleiche Krempeljackett aus Seide, dem man ansieht, dass es erst kürzlich gekauft worden ist. Alle essen nur … aber halt – wir wollten ja nichts essen oder trinken, wofür Werbung gemacht wird! In dieser Hinsicht sind wir ja schon als Dr.-Bruker-Fans für den Zeitgeist verloren. Und für die große Orgie des Zeitgeists, die sich die Werbeverführer so vorstellen, taugen wir dann auch nicht mehr: dienstagsabends, viertel nach acht, alle die gleichen Jeans an, alle die gleichen Hamburger gegessen, alle das gleiche Zuckergetränk im Glas und das gleiche Familiendrama aus USA auf dem Fernsehschirm! Das ist dann der Zeitgeist in totaler Vollendung! Nein – den möchte ich doch lieber verpassen, zwei Stunden in der Sonne, im Berliner Hotelgarten.

Dies ist die Glosse aus dem GESUNDHEITSBERATER, die am häufigsten in anderen Zeitungen nachgedruckt wurde und auf die ich viele Male angesprochen wurde: „Ach Sie sind doch der Herr, der sitzen blieb und der damit den Zeitgeist verpasste! Köstlich! Bei uns zu Hause ist das inzwischen eine häufig benutzte Floskel, mit der wir uns eine Freistunde erobern: ‚Setz Dich mal hin und verpass mit mir den Zeitgeist', heißt es dann bei uns zu Hause".

Na, sehen Sie, da hat sich also schon mal einer meiner Leser meinen Ratschlag zu Herzen genommen.

27. Vom Erziehen der Menschen und vom Gläschen Wein

Mir aber kommen immer Bedenken: Habe ich denn als Arzt wirklich einen Auftrag, meine Mitmenschen über eine gesunde Lebensführung zu informieren? Oder sagen wir es genauer: sie zu dem zu animieren, was ich selbst als gesunde Lebensführung ansehe. Sie zu motivieren, auch Gesundheitsschädigendes zu unterlassen. Ist das mein Auftrag? Soll, darf oder muss ich meine mir gesundheitlich anvertrauten Mitmenschen erziehen?

Immer mehr fühlte ich mich in den Jahren meiner Berufstätigkeit in meiner ärztlichen Kollegenschaft mit dieser Aufgabe alleine gelassen. Mag noch manch einer der Ärzte seine Patienten und die anderen Menschen zu gesunder Lebensführung aufrufen. Aber das auch so zu leben, so vorzuleben? Wieder erinnerte ich mich an den Ausspruch eines Ärztebesuchers der Pharmaindustrie: „Ach, Dr. Hensel, Sie sind ja ein letztes ‚Fossil' in der Ärzteschaft".

Beim theoretischen Nachdenken über diese Frage wird mir fast schwindelig. Aber ja! Ich spürte den Auftrag, als Arzt durch gutes Vorbild erzieherisch zu wirken! Da gibt es ja unendlich viele Felder, auf denen ich ackern müsste. Auch viele liebgewordene und doch schädliche Angewohnheiten zählen dazu, von denen man sich verabschieden muss, wenn man selber ein gesundes Leben vorleben will.

Eines der Felder ist der Alkoholkonsum. Ich habe schon davon gesprochen. Wir Ärzte kennen die vielen schlimmen gesundheitlichen Folgen der Alkoholbelastung. Nicht nur in meiner Region ist der Zugang zum gesellschaftlichen Trinken so weit offen. Hier wird darüber nicht lange verhandelt. „Nich' lang schnacken, Kopf in'n Nacken" heißt es hier. Durch das Kneipensterben, auch auf dem Land, ist das Alkoholtrinken zum Teil ins eigene Haus verlegt und damit in die unbeobachtete Einsamkeit. Dadurch entfällt ein wenig das Regulativ der Kontrolle durch die Nachbarschaft, die beim „Stammtisch" noch in geringer Form vorhanden war und bremste. Schade. Der Stammtisch hatte auch viel Gutes.

Als wir auf unseren Flachdachbungalow ein Obergeschoss aufsetzten und die Nachbarn zu einem „Richtfest zum Anschauen" einluden, mit Ostfriesen-Tee, Kaffee und selbstgebackenem Pflaumenkuchen, gingen einige Gäste so herum, als fehle ihnen etwas. Die Hand, die normalerweise das Glas hält, war so unbeschäftigt leer. „Was sind denn das für Leute?", mag manch einer gedacht haben. „Und dabei wollte der Doktor doch einer von uns werden!"

Bei einem meiner frühesten Einkaufsgänge, kurz nach meiner Niederlassung durch den Supermarkt im Dorf, sah ich einmal einen meiner Patienten vor dem

Schnapsregal stehen und das Etikett einer Flasche studieren. Er bemerkte mich und stellte langsam mit einem angedeuteten, lächelnden Pfeifen die Flasche zurück ins Regal. So als habe er sagen wollen: Einmal angucken, das darf man doch wohl noch! Oh nein, dachte ich, da verdirbst Du den Menschen hier alle Lebensfreude mit einem Gläschen am Feierabend.

Ja, mit einem „Gläschen". Kennen Sie den Diminuitiv? Diese Verniedlichungsform, mit der wir auch unsere Schwächen verharmlosen? Darüber schrieb ich im Mai 1983 eine Glosse im GESUNDHEITSBERATER mit dem Untertitel: *Ein Augenblickchen bitte*: Der Diminuitiv ist die Verkleinerungsform, die Verniedlichungsform in unserer Sprache. Aus dem Wald wird das Wäldchen, aus dem Reh das Rehlein. Durch die angehängten Endungen wird alles klein, niedlich und zugleich harmlos. Im Wäldchen haben wir keine Angst. Und das Rehlein lässt sich streicheln.

Ist Ihnen schon einmal aufgefallen, dass wir den Diminuitiv auch immer dann benutzen, wenn wir ein schlechtes Gewissen haben, unser Tun abmildern oder unser Gewissen beruhigen möchten? Anders lässt es sich doch wohl kaum erklären, dass wir bei den suchtbesetzten Alltagsdrogen dieses Verniedlichen so oft benutzen. Wie gerne wird da ein Zigarettchen angeboten, ein Pfeifchen wird noch eben geraucht. Vom Kaffee wird noch ein Tässchen eingeschenkt, ein Schlückchen kann man ja noch trinken. Dazu passt das Stückchen Torte und danach das

Gläschen Wein, das Bierchen, das Schnäpschen oder Likörchen.

Na – habe ich Sie erwischt beim Entschuldigen? Gehören Sie auch zu den Meistern des Verdrängens? Sollte es Ihnen bei den oben aufgeführten Genüssen schlecht geworden sein, dann lassen Sie sich ja nicht von Ihrem Arzt ein Tablettchen oder Pülverchen oder ein paar Tröpfchen geben. Wenn er seine Drogen so nennt, dann ist auch er ein Verdränger und Verharmloser.

Warum bekennen wir uns nicht zum Inhalt und der Menge des Verzehrten? Liegt es vielleicht doch am unbewussten Erkennen des nicht so ganz Erlaubten? Wir Vollwertköstler haben es da leicht. Beim Wort Brei zum Beispiel ist es ganz klar: Ein Breichen ist Nahrung für das Kleinkind – und ich lasse mir meinen Frischkornbrei nicht nehmen, nicht verkleinern, nicht verniedlichen, ich nenne ihn auch so! Oder essen Sie ein Frischkornbreichen, Salätchen mit Kartöffelchen und Butterböhnchen? Dann, sollten Sie sich dringend meiner Sprachform anschließen und sollten nicht nur bei Zusammensetzung und Menge Ihrer Nahrung, sondern auch bei der Wahl der Vokabeln nachdenken. Und achten Sie einmal auf die Wortwahl Ihrer Mitmenschen. Dabei müssen Sie allerdings auch richtig zuhören und nicht nur ein bisschen.

Also lassen wir mal den Diminuitiv als Verkleinerungsfall, als Sündenfall und als Entschuldigung. Wir wollen uns ja nun nichts mehr vormachen und uns zur

Wahrheit verpflichten! Wenn meine Frau und ich uns als Leute, die lange an Rhein und Mosel gelebt haben, ab und zu ein Glas vom schönen Wein einschenken, dann trinken wir den Wein mit Freude und Genuss. Das Glas nennen wir auch so, ohne es als Gläschen zu verniedlichen. Wir bekennen uns zu dem Genuss. Dann ist unser Vorgehen ehrlich. Es schmeckt uns auch besser, wenn es ganz akzeptiert ist. Es sollte uns leichter fallen, bei der Mäßigung und Beschränkung zu bleiben. Wenn wir uns eine Mußestunde verdient haben, bekennen wir uns dazu und degradieren sie nicht zum Viertelstündchen.

28. Was die Sprache so alles verrät und das Streben nach der Ganzheit

Man kann bei dieser Glosse aber auch meine Lust an der Sprache erkennen. Aus meinem Wunsch zur genauen Sprache entsteht mein Wunsch zur ehrlichen Befolgung meiner Anordnungen. Diese braucht man als Arzt. „Bitte nehmen Sie die Tabletten dreimal täglich ein, immer vor dem Essen, auf nüchternen Magen und immer zwei Schluck Wasser nachtrinken ..." So etwa muss eine korrekte Anweisung eines Arztes lauten.

Als ich mein Krankenpflegepraktikum in Koblenz am Rhein machte, war ich oft entsetzt über die Gleichgültigkeit und Nachlässigkeit der Patienten dort. Da hatte der Stationsarzt eben dringlich und mahnend angeordnet, die Medizin genau einzunehmen. Und ich, als subalterner Mitarbeiter, fand die Pillen in der Schublade vom Nachtschrank. Zur Rechenschaft gestellt, sagte der Patient in breitem Rheinisch: „Du bist ene leewe Jung". Ich entsinne mich ganz genau an diese genauso formulierte Antwort. Und ich weiß auch noch, dass ich sie inhaltlich nicht verstand. Erst später konnte ich die Aussage in die rheinische Mentalität einordnen. Am deutlichsten ausgedrückt ist diese Mentalität im „Köllschen Gesetz":

1. Et es wie et es.
2. Et kütt wie et kütt.
3. Et hätt noch immer joot jejange.

Vielleicht auch noch in einer anderen der 11 Gesetzformeln:

7. Kenne mer nit, bruche mer nit, fott domet.

Diese Gesetze meinen, ins Hochdeutsch übersetzt:

(1) Sieh der Tatsachen ins Auge, (2) hab keine Angst vor der Zukunft, (3) lern aus der Vergangenheit und (7) sei kritisch, wenn Neuerungen überhandnehmen.

Vielleicht ist diese rheinische Art, das Leben anzusehen, für meine Frau und für mich, die wir mit unseren Familien aus dem (inzwischen so fernen) Osten Deutschlands stammen, der Grund gewesen, warum wir uns entschieden haben, weiter in den Norden Deutschlands zu gehen. Mit der Art der wortkargen aber ehrlichen Dithmarscher und Friesen konnten wir besser umgehen als mit dem der Süddeutschen oder der Rheinländer. Also zum Dauerwohnsitz weg von den Studienorten Heidelberg und Freiburg und den Wohnorten Rengsdorf im Westerwald und Engers und Koblenz am Rhein. Und ab zum Studium nach Hamburg! Das war unsere Entscheidung in den 60er Jahren, als wir unseren Wohnsitz frei wählen konnten. Das war einmütig unser gemeinsamer Wunsch.

Auch Dr. Bruker war ein Freund der genauen Wortwahl. Er freute sich über meine Beobachtung des Diminuitivs. Von ihm stammte die Abscheu gegen das Wort „weitgehend“, die ich von ihm rasch und gerne übernahm. Bitte bloß nicht „weitgehend" sagen! Und vor allem nicht weitgehend tun. Das ist ja auch eine Verkleinerung, eine Entschuldigung. Ich will nichts Ganzes, nichts Vollwertiges, nur so ein Bisschen. Weitgehendes reicht mir völlig aus!

Lesen Sie einmal meine Glosse *Weitgehend?*, die im Dezember 1995 im GESUNDHEITSBERATER erschienen ist: Diese kleine Betrachtung widme ich Herrn Kollegen Dr. Bruker zu seinem 86. Geburtstag. Bei ihm nämlich habe ich beobachtet, welch eine Veränderung seiner sonst immer so freundlichen Miene das Wörtchen „weitgehend" auslösen kann. Er hasst diese Vokabel, so wie ich es inzwischen auch tue.

Erst kürzlich kam eine Mutter in meine Sprechstunde und klagte: „Da bin ich wieder mit unserem kleinen Michael und seinem chronischen Hautausschlag. Der ist nur wenig gebessert. Dabei haben wir doch weitgehend Ihre Ernährungsvorschriften für eine tierisch-eiweißfreie Vollwertkost beachtet. Sie hatten doch gesagt, der Hautausschlag würde durch diese Kost verschwinden …"

Da ist es schon: dieses fatale Wörtchen „weitgehend". Dieses Wort mit der eingebauten Rücktrittsversicherung. Dieses Wort mit den fertig eingerichteten kuscheligen Nischen für den inneren Schweinehund. Bei vielen Fragen zur Lebensführung dient es als Alibi. „Ich habe mich weitgehend an Ihre Empfehlung gehalten, und nichts ist daraus geworden, also taugt Ihr Ratschlag nichts!" Weitgehend? Wie weit sind Sie gegangen? Was heißt das? 90 %, 80 % oder 20 %? Warum ist es so schwer, konsequent zu sein? Wenn die Mutter ihr Kind mit dem Ekzem so leiden sieht, warum steckt sie ihm doch heimlich Schokolade zu und meint, ein zusätzlicher, „weitgehender“, Teil von Bemühung werde schon reichen? Was sagt denn Ihr Schuldner, wenn Sie ihm die Schulden nur weitgehend zurückzahlen? Nein – der will auch den Rest!

Es gibt Dinge, in denen wir diesen Rest nicht mehr erbringen können. Unsere Nahrung ist leider nicht mehr so natürlich, wie sie sein sollte und wie sie einmal war. Tschernobyl-Fallout und Dioxine haben weltweit unsere Lebensmittel und uns Menschen verändert. Deshalb hat uns unser wissenschaftlicher Urvater Prof. Dr. Werner Kollath schon solch ein „weitgehend“ eingebaut in seinen Satz: „Lasst unsere Nahrung so natürlich wie möglich“. Hier ist es richtig, weil es uns hilft, mit Dingen umzugehen, die wir nicht mehr ändern können. In diesem Zusammenhang allerdings möchte ich das „weitgehend“ gerne in zwei Worten schreiben: wir gehen weit, so weit wir nur können, um durch natürliche Nahrung und kluge Lebensführung so gesund zu bleiben wie möglich.

Das andere „weitgehend“, das nur ein Zugeständnis an unsere Bequemlichkeit ist, das streichen Sie bitte aus Ihrem Vokabular. Und zwar nicht weitgehend, sondern ganz. Schon um Dr. Bruker keine Sorgenfalten auf die Stirn zu bringen.

Mit diesem einschränkenden Wort „weitgehend“

verzichten wir auf die Ganzheit, auf die Vollwertigkeit. Weitgehend ist immer eine Beschränkung. Das ist immer ein Teilen. Ich wurde langsam zu einem Fanatiker des Ganzen. Das Geteilte reichte mir oft nicht mehr. Und dieses Streben nach dem Ganzen, nach dem Ehrlichen das holte mich überall ein.

29. Das Sterben wird aufgeteilt und der Wunsch nach ehrlicher Information kommt

Sie erinnern sich, dass ich vom Sterben und vom Sterbebegleiten geschrieben habe. In der Zeit, in der diese Glossen erschienen, kam es zu einem Aufschwung der neu etablierten Transplantationsmedizin.

Das war ein wichtiger Zweig in der Medizin, der durch viele technische Errungenschaften und Verfeinerungen sich einen zunehmend gefestigten und sehr segensreichen Platz in der operativen Medizin eroberte. Wie vielen Menschen wurde noch ein erträgliches Stück des Lebens durch eine Organtransplantation geschenkt. Wie vielen Menschen wurde das Leben, das schon zu Ende zu sein schien, noch einmal verlängert. Wie bewunderte ich die Kollegen, die diese schwierigen Operationen meisterten. Aber auf diese strahlenden Erfolge fielen auch Schatten.

Es war sicherlich noch nicht genügend klar geworden, dass das Stückchen Leben, das dem Transplantierten an sein Leben „angeflickt" wurde, nicht unbeschwertes Leben war, wie zur besten Zeit vorher. Das Immunsystem des transplantierten Patienten musste ständig daran gehindert werden, sich von dem Fremdorgan zu trennen und es abzustoßen. So forderte das

Leben mit einem Fremdorgan besondere Verantwortung heraus und verlangte eine besondere Fürsorge. Und einen reichen Einsatz an immunsupprimierenden Medikamenten. Das erschien mir in dem Pressejubel vergessen zu werden.

Aber das war nicht das Schlimmste. Es wurde sehr intensiv zum Organspenden aufgerufen. Und es wurde an die Pflicht aller Mitmenschen appelliert, einer Organspende zuzustimmen und einen Organspende-Ausweis zu besitzen, auf dem eine klare Zustimmung zu erkennen war. Auch die Kirchen sprachen, zumindest am Beginn und zum ersten Höhepunkt der Werbekampagne, von einer Verpflichtung, von seinem von Gott geschenkten Körper am Lebensende ein nicht mehr benötigtes Teil abzugeben. „Wer sein Leben als ‚verdankt' empfangen hat, der möge etwas zurückgeben, als Opfer sozusagen", hieß es von kirchlicher Seite. Eine Liebestat für die Mitmenschen sei das, eine Gebepflicht.

Doch wer den Ablauf einer Organtransplantation verstanden hat, dem musste klar werden, dass nur lebende Organe verpflanzt werden können. Also musste das Organ aus einem noch lebenden Menschen entnommen werden!

Um das zu tun, musste der Sterbeprozess des Menschen aufgeteilt werden. Und der Tod des Menschen neu definiert werden. Es musste ein neuer Todeszeitpunkt noch während des Sterbeprozesses des Menschen gefunden (besser: erfunden!) werden. Das war nötig, damit die Organspende-Medizin arbeiten konnte. Dieser Zeitpunkt musste einen neuen Namen bekommen, und er musste etabliert werden, so, als habe er schon immer existiert und gehöre zum natürlichen Ablauf des Sterbeprozesses. Dieses extra neu für die Organtransplanteure eingeführte Wort heißt „Hirntod". Das Wort selbst sagt ja so viel Endgültiges aus. Das war für alle Befürworter der Transplantation von großem Vorteil. Hirntod – damit ist alles zu Ende. Das Gehirn ist tot, alles ist aus!

Aber nein, so ist es eben nicht! Bald hörten wir von schwangeren Frauen, die hirntot noch ein Kind zur Welt brachten. Von Hirntoten, die sich bewegten, deren Haare noch wuchsen. Und es kamen allerlei Sensationsberichte über wieder erwachte Hirntote.

Von dieser Ungeheuerlichkeit wurde ich, als ich sie durchschaut hatte, regelrecht überrannt. Hier wurde noch geteilt, was für mich völlig unteilbar war: das Sterben. Ich fuhr zu Veranstaltungen und Kongressen und organisierte selber solche Veranstaltungen und lud zu Diskussionen ein. Die waren nicht immer sachlich und friedlich. Es gab durchaus laute Gegenstimmen, auch von Vereinigungen und Gesellschaften, die die Transplantationsmedizin förderten und daran verdienten. Denn es ging bei diesem neuen Zweig der Medizin um recht viel Geld.

Ich sah meine Aufgabe darin, über den Eingriff in den Sterbeprozess aufzuklären. Ich wollte, dass diejenigen, die sich zu einem „ja" zur Organspende entschlossen hatten, wussten, dass sie nicht zu Ende sterben durften, wenn noch ein Organ entnommen werden sollte.

Aber klar war, dass ich dazu auch einen schriftlichen Beitrag liefern musste. Er hieß *Der teilbare Tod* und erschien im September 1993 im GESUNDHEITSBERATER:

Neulich sagte ein junges Mädchen in der Sprechstunde auf die Frage, wo sie Schmerzen habe: „In dem Teil da". Dabei zeigte sie auf einen geschwollenen Fuß.

Nicht, dass Sie denken, ich will mich über die saloppe Jugendsprache auslassen. Mir kamen nur Gedanken über den Gebrauch des Wortes „Teil", mit dem modische Jugendliche nicht nur dieses und alles bezeichnen, sondern jetzt auch ihre Körperteile so nennen.

Das auch verbale Zerstückeln unseres Organismus lässt nichts mehr erkennen von der wunderbaren festgefügten, sinnvoll miteinander arbeitenden Einheit. Dieses Zerteilen wird zu einer anderen Bewertung des Körpers führen, als es uns noch gewärtig ist, die wir das Wunderwerk der Schöpfung bestaunen. Wer so denkt, wie meine Patientin, sieht den Leib als prinzipiell in seine Organe teilbar und sieht gleichzeitig Therapie von Leibstörungen als Reparatur oder „Austausch dieser Teile!"

Auch der Tod ist ja inzwischen teilbar geworden. Die Organtransplanteure sprechen längst vom Hirntod als einem Teil des Sterbevorganges. So wird selbst im Tod noch geteilt: Erst stirbt das Gehirn und dann später die anderen Organe wie zum Beispiel die Niere. „Um an die noch vitalkonservierbaren Organe heranzukommen, ist der Hirntod von der Organtransplantations-Medizin zum Tod des Menschen erklärt worden", schreibt anklagend der Berliner Theologe Prof. Dr. Klaus-Peter Jörns. Für eine theologische Ethik ist diese Todesdefinition unannehmbar, für eine medizinische müsste sie es auch werden. Sie definiert den Sterbenden zu einer Summe von noch nutzbaren Organen, die zwar „anatomisch noch einen Restkörper bilden, mit denen aber Experimente erlaubt erscheinen".

Prof. Jörns vertritt diese Gedanken in seinen *Thesen zur Ethik der Organtransplantation und zu einem (neuen) Transplantationsgesetz*. Er beklagt darin, wie das erst mühsam aufgebaute Bild der Psychosomatik, diese wunderbare Verbindung von Seele und Körper, durch das Teile-Denken zerstört wird. Die Einheit von Leib und Seele besteht für ihn selbstverständlich auch im Tod fort. „Der Leib ist keine Hülle, die über eine unsterbliche Seele herumgeformt wurde und im Tod als bedeutungslos geworden wegfiele". Zur Individualität und Personalität des Menschen gehören seine eigenen Organe, und zwar über den Hirntod hinaus. Die gestorbenen Menschen werden nicht einfach unpersonale Gegenstände. Auch erscheint Jörns eine christliche Kirche unglaubwürdig, die von ihren Mitgliedern eine Bringschuld bei der Organspende fordert, indem sie diese Nächstenliebe zur Christenpflicht verfälscht. Gleichzeitig verkündigt diese Kirche eine Auferstehungslehre, die dem ganzen Menschen gilt und ihn vor Vergegenständlichung schützt. Die Botschaft von der Auferstehung der Toten gilt nämlich dem in der Einheit von Leib und Seele lebenden und sterbenden Menschen.

Um eine „Spende“ von Organen handelt es sich sowieso meist nicht, da nur in seltenen Fällen eine Einverständniszusage des Donators (wörtlich: des Gebers) vorliegt.

Für ein dringend notwendig neu zu formulierendes Transplantationsgesetz fordert Jörns daher eine genaue Unterweisung der Spender. Sie müssen schon zu Lebzeiten eine schriftliche Zustimmung geben, um auch wirklich „Spender“ zu sein. Eine stellvertretende Erklärung von fremden Menschen zur Transplantation erscheint unzulässig. Auch sind werdende Menschen im Mutterleib, Kinder und Menschen, die auf Grund ihres Entwicklungsstandes und anderer Einschränkungen keine eigene Entscheidung treffen können, vor jedem Zugriff auf ihre Organe zu schützen. Auch die Berufung auf den ärztlichen Notstand muss ausgeschlossen sein. Den Spendern muss klar sein, dass eine Zustimmung zur Explantation bedeutet, dass die Organe noch während des Sterbevorganges aus dem Körper entnommen werden müssen.

Nur wer das alles ganz verstanden und akzeptiert hat, möge seine Zustimmung zur Organspende erteilen. Wenn wir genügend so aufgeklärte Spender haben und besonnen handelnde Ärzte, wird sich vielleicht auf einer ethisch vertretbaren Ebene eine Transplantationsmedizin durchführen lassen, die ohne die entsetzlichen Auswüchse auskommt, von denen zur Zeit in der Sensationspresse so lüstern berichtet wird. Denn segensreich arbeiten kann dieser moderne Zweig der Medizin nur, wenn er die richtigen Voraussetzungen hat.

Herrn Prof. Jörns hatte ich bei einem Vortrag zur Problematik der Organspende kennengelernt und mit ihm diskutiert und mich mit ihm angefreundet. Wir sind uns später noch mehrfach begegnet, so unter anderem auch auf evangelischen und ökumenischen Kirchentagen und hatten miteinander sprechen können.

Auch Dr. Brukers Gesellschaft für Gesundheitsberatung war höchstgradig alarmiert von diesem so lebenswichtigen Thema. Dort hatte ich auf der Frühjahrstagung der GGB im Mai 1995 den Krankenpfleger Roberto Rotondo gehört, der als Augenzeuge vom Ablauf von Organentnahmen bei im Sterbeprozess befindlichen Menschen berichtete. Das war ein aufwühlender Bericht.

Und es gelang mir, im Mai 1998 Roberto Rotondo mit seinem atemberaubenden Vortrag in unser Dorf nach Bockhorn zu holen. Unvergessen ist mir, als ich mit dem Referenten zu dem Bockhorner Gasthof kam, wo sein Vortrag stattfinden sollte, bemerkte er Autokennzeichen, die er kannte von weither aus dem Ruhrgebiet. „Da sind ja schon meine militanten Gegner", sagte er. Und als ich beim Betreten des Saales sah, dass auf die Plätze der Zuhörer Hochglanzbroschüren einer Gesellschaft gelegt worden waren, die für Transplantationen kämpfte, wollte ich die Hefte sofort entfernen lassen, damit die Zuhörer nicht einseitig vorinformiert werden. „Nein, die bleiben liegen", sagte Roberto Rotondo. „Die Broschüren kenne ich. Da ist auf einer Seite ein gravierender Fehler, das ist für mich ein guter Einstieg in mein Thema heute".

Einen Monat vorher schon, im April 1998, hatte die Kunsttherapeutin Elisabeth Wellendorf aus Hannover in meinem Gesprächskreis GELB gesprochen, dem **G**esprächskreis für gesunde **E**rnährung und **L**ebensführung in **B**ockhorn, von dem ich noch später ausführlich berichten will. Sie hatte die Problematik der Organtransplantation in einem ebenfalls sehr ergreifenden Vortrag vorgestellt, aber aus einer anderen Sicht.

Sie berichtete davon, dass sie als Mitarbeitende auf der Kinderstation in der Medizinischen Hochschule Hannover angestellt war. Dort wurden Kinder stationär behandelt, die auf eine Organtransplantation warteten. Eines Tages hörte Frau Wellendorf von einem Kind, dass nachts stundenlang beide Daumen gekniffen hatte, damit möglichst bald ein Kind durch einen Unfall stirbt, und so von dem verunfallten Kind ein Organ zum Transplantieren zur Verfügung steht. Das hatte Frau Wellendorf zutiefst erschüttert. Sie war dadurch motiviert, intensiv psychotherapeutisch mit diesen auf Transplantationen wartenden Kindern zu arbeiten. Sie hat tief berührende Berichte über ihre Arbeit auch in Buchform veröffentlicht.

Auf einer Tagung im Bistum Aachen hatte ich die Journalistin Ursel Fuchs aus Düsseldorf kennengelernt. Sie hatte ein bemerkenswertes Referat gehalten mit dem Titel *Von den Grauzonen am Anfang und Ende des Lebens*. Darin behandelte sie die Unschärfe, die die moderne Medizin in diese Lebensphasen gebracht hatte durch die „Fertilitäts-Medizin“ mit all den künstlichen Befruchtungsversuchen und durch die „Transplantations-Medizin“ mit den neuen Todesdefinitionen.

Später lernte ich auch ihren Mann Richard Fuchs kennen, der ebenfalls journalistisch arbeitete. Auch er war über die – auch finanziellen – „Machenschaften“ des Organtransplantations-Geschäftes erschrocken und hat bei der GGB in Lahnstein zu diesem Thema referiert und fundamentale Beiträge geschrieben.

Im Jahr 1997 erschien im emu-Verlag in Lahnstein das erste Buch zu diesem wichtigen Thema mit Beiträgen von all den Menschen, mit denen ich intensiven Austausch zur Organtransplantation hatte: Max-Otto Bruker, Ilse Gutjahr, Mathias Jung, Richard Fuchs, Klaus-Peter Jörns, Roberto Rotondo und Elisabeth Wellendorf. Das Buch bekam einen Titel, der ganz in meiner Sicht der Problematik formuliert war: „Sterben auf Bestellung, Fakten zur Organentnahme“.

Später, im Jahr 2012, hat Richard Fuchs ein weitere Buch zu dem Thema im emu Verlag herausgebracht, mit dem Titel: „Organspende, die verschwiegene Wahrheit". Darin listet er noch einmal alle die Erkenntnisse, Tatsachen und Erfahrungen mit auf, die seit dem Erscheinen des ersten Buches und insgesamt seit dem Beginn der Organverpflanzungen beim Ex- und Transplantieren zu beobachten waren.

Mich hat das Thema lange nicht losgelassen. Natürlich habe ich selbst einen „Nicht-Spende-Ausweis". Vielfach habe ich auch auf Veranstaltungen zu diesem Thema gesprochen. Auch in dem Krankenhaus in Varel, das meinem Wohnort am nächsten liegt. Dabei kam es zu einem unvollständigen Zitat in der örtlichen Presse, das man falsch interpretieren konnte. Ich hatte gesagt: „Ich für meine Person möchte in Frieden zu Ende sterben". Das inhaltlich wichtige „zu Ende" hatte der Journalist weg gelassen. Nun las man das so, als wolle der Doktor Hensel in Ruhe gelassen werden; und als interessiere ihn das Tun seiner Kollegen gar nicht, er wolle nur in Frieden sterben.

30. Technisches Denken und sprachlicher Ungeist

Ich habe vorhin über das Teilen gesprochen, vom Aufteilen und Auseinanderteilen und beklagt, dass in der Organtransplantations-Medizin ein „Reparatur-Denken" entstanden ist, das meinem ärztlichen Denken widerspricht und das ich auch von meiner ethischen Grundauffassung her zurückweisen muss. Dieses technische Denken sagt: Ist eine Funktion beim Menschen ausgefallen, muss man das dafür verantwortliche Organ in seinen Funktionen überprüfen und es dann austauschen. In kaum einem anderen Zweig der Medizin ist so erkennbar, dass die Naturwissenschaft und die Technik sich der Medizin bemächtigt haben.

Funktioniert die rechte Niere nicht mehr so richtig, raus damit! Wir setzen eine neue hinein. Das können wir ja. Ich mag diesen Gedankengang gar nicht zu Ende denken bis hin zum Letzten: Man könnte ja aus den vielen Einzelteilen etwas ganz Neues schaffen. Es schaudert mich!

Doch dieses Denken ist in der Medizin nicht mehr ungewöhnlich. Es fängt banal an mit den Worten: „Ich lass mich einmal durchchecken!" Und das forderte von mir eine Glosse heraus, die ich dem verehrten Dr. Bruker gewidmet habe, 1992 veröffentlicht in dem *Max-*

Otto-Bruker-Lesebuch, herausgegeben von Mathias Jung im emu Verlag mit dem Titel: *„... die höchste Arznei aber ist die Liebe"*. Die Glosse heißt: *Sind Sie schon durchgecheckt? Was technisches Denken und sprachlicher Ungeist mit unserer Einstellung zur Gesundheit zu tun hat.* Ist Ihnen schon aufgefallen, dass sowohl Ihre Auto-Werkstatt als auch Ihr Arzt die gleichen Vokabeln benutzen, egal ob sie von ihren Werkstücken oder von ihren Patienten sprechen? Wenn der Automechaniker vom „Check-up" spricht, meint er eine technische Durchsicht des Motors und des ganzen Fahrzeugs. Der Arzt meint, wenn er „Check-up" sagt, eine gründliche Untersuchung eines Patienten. Dabei ist dem Arzt allerdings das Wort „Check-up" von den Krankenkassen und Standesvertretern diktiert worden, und zwar aus modischen Gründen. Zum ärztlichen Denken passt dieses Wort nämlich gar nicht.

Die vom Arzt schon immer vorgenommene, gründliche Untersuchung eines Patienten soll mit dieser neuen Vokabel einen Anreiz bekommen und häufiger, auch von gesunden Menschen, vom Arzt verlangt werden. Wir wollen hier nicht untersuchen, ob das sinnvoll ist oder ob das nicht doch ärztliche Kollegen zum übermäßigen und überflüssigen Handeln verführt. Das spült zwar Geld in die Kasse des Arztes, kann aber dem Patienten auch Schaden zufügen.

Diese Untersuchung ist nun aber als viel propagierter „Check-up ab 35" in ein begrenztes und starres Schema gepresst worden; sie hat das Merkmal Gründlichkeit dabei gründlich eingebüßt. Ob das derjenige, der sich zum Check-up meldet, auch weiß? Mir erscheint es so, als ob das Wort „das wollen wir einmal durchchecken“ völlig unreflektiert durch unsere Sprache geistert. Ohne dass es richtig bemerkt worden ist, ist der wunderbare und vielgestaltige Organismus des Menschen mit seinen vielseitigen Äußerungen und Abläufen einer seelenlosen Maschine gleichgesetzt worden.

Nach der Untersuchung oder dem „Check-up“ kommt die Diagnose. Dieses Wort haben sich die Automechaniker von den Ärzten entlehnt und für eine mechanisierte, automatische Überprüfung einer Maschine mit Fehlersuche und Fehlerfindung verwendet. Dabei verstehen wir Ärzte unter Diagnose einen Blick durch und hinter die Dinge (dia = durch) und eine Erkenntnis aus dieser Schau (gnosis = die Erkenntnis). Wie soll das bei einer Maschine wohl möglich sein? Was aber bewirkt es in unseren Köpfen, wenn wir das Wort Diagnose auch in der Autowerkstatt finden?

Wundert es uns Ärzte nun, dass sich junge Menschen bei uns vorstellen, um sich „durchchecken“ zu lassen? Dass sie davon sprechen, dass etwas „ausgerastet“ ist oder „nicht mehr richtig tickt“ oder „unrund gelaufen sei“? Entwickelt sich aus diesem technischen Denken und diesem sprachlichen Ungeist nicht ein anderes Empfinden und eine andere Verantwortung für unseren Körper?

Haben denn all diejenigen, die mir sagen, ihre „Pumpe“ sei nicht in Ordnung (und dabei ihr Herz meinen), nicht gelesen, dass es noch immer nicht gelungen ist, diese vermeintliche Pumpe nachzubauen, um sie zu ersetzen? (Aktuelle Bemerkung 2022: Bis heute immer noch nicht!) Begreifen denn diese Menschen nicht, dass das unbegreifliche Wunderwerk Herz kein technischer Motor ist. Keine Maschine, die läuft, wenn sie mit TÜV- und ASU-Untersuchungen alle sechs Monate „durchgecheckt“ wird? Sondern dass es ein kostbarer Schatz ist, für den wir immer mehr tun müssen, als einen Check-up alle 6 Monate. So viel mehr, wie für unsere allgemeine Gesundheit und Lebensführung auch.

Wie sollen wir dem Check-up-Kandidaten klarmachen, dass wir als Ärzte nur ganz wenige, fast winzige Äußerungen seines Körpers mit unseren Untersuchungsmethoden wahrnehmen können und dass uns ganz vieles verborgen bleibt von der Wunderwelt der Lebensprozesse? Denken wir einmal daran, dass die Ursache des Herzklopfens etwas Mechanisches und auch etwas Psychisches sein kann. Wiegen sich die Patienten nicht in einer falschen Sicherheit nach einem Diagnose-Check-up? In einer Sicherheit, die ihnen weitere Eigenverantwortung, sorgfältige Beobachtung und Pflege ihres Körpers abnimmt?

Wie werden unsere jungen Ärzte, die jetzt die Universität verlassen, mit diesem Denken umgehen? Nach der intensiven naturwissenschaftlichen Ausbildung und dem Wissen, „alles ist analysierbar, findbar und beherrschbar", werden sie diesen Vorstellungen folgen und weitere Analysenlisten aufstellen. Werden sie dann daraus nicht die Folgerung ziehen, man könne alles Machbare auch machen und alles Austauschbare auch austauschen, ohne Risiko und ohne Folgen? Ein wahres menschliches Ersatzteillager ist ja schon auf der Liste: Augenlinsen, Gefäße, Schrittmacher, Gelenke aller Arten, Haut, Nieren, usw.

Ist es nicht merkwürdig, dass in einer Zeit, in der wir uns fast alle zu egozentrischen Einzelpersönlichkeiten mausern und unsere persönlichen Marotten ausgiebig pflegen, dass in dieser Zeit solch ein Gleichschaltungsgedanke um sich greifen kann? So als seien alle Menschen vom Fließband gelaufen. Sind wir alle die gleichen Persönlichkeiten, wenn wir alle die gleichen Jeans tragen, alle Hamburger essen und um dieselbe Zeit im Fernsehen alle die gleichen Serien sehen?

Wer mich nach einem Check-up fragt, dem kann ich nur sagen: „Ich kann dich mit niemandem vergleichen. Du bist so einmalig, du bist so besonders und so wertvoll, dass du in keines der auch nur vorstellbaren Schemata passt. Ich will deinen Körper und alles, was ich von dir ansehen kann, genau betrachten und auch alle sinnvollen technischen Hilfsmittel einsetzen für diese Untersuchung. Aber dann müssen wir einen Behandlungs- und Lebensplan machen, der diese deine Befunde in deinen Lebensplan einbaut. Einen Plan, der sich an deiner Biographie, an deinen Temperamenten, an deinem Alter und dem Zustand deines Körpers orientiert. Das alles passt in keine Liste."

Haben Sie erkannt, wessen Diktion das ist? Ach würden doch die ärztlichen Kollegen aufmerksamer auf Dr. Max Otto Bruker hören, der uns das alles gelehrt hat. Würden sie doch erfassen, was er unter ganzheitsmedizinischer Betrachtungsweise versteht. Und was Dr. Bruker meint mit den ernährungsbedingten und lebensbedingten Krankheiten, von denen man so viele nicht hat, sondern sie sich holt! Sie würden dann erkennen, dass die Prävention, das heißt die Verhütung (und Früherkennung) von Krankheiten, etwas völlig anderes ist als ein „Check-up", auf den sie alle so stolz sind. Dann würden sie sehen, dass die wichtigsten aller ärztlichen Tugenden mitmenschliche Ehrfurcht, Liebe und Achtung sind. Die Ehrfurcht vor allem Leben, die Liebe zum hilfsbedürftigen Nächsten und die Achtung seiner Persönlichkeit sind die Schlüssel zu aller Patientenführung und zugleich die entscheidende Arznei in der Hand des Arztes. Ohne sie kann nichts gelingen, was dem Mitmenschen in seiner Individualität gerecht werden soll.

Mit diesen Voraussetzungen kann dann das Sprechzimmer des Arztes mit Recht noch Sprech-Zimmer heißen und der Behandlungsraum Be-Hand-lungsraum. So denkende Ärzte werden das Be-sprechen und das Be-handeln nicht verlernen und weiterhin ganz in den Mittelpunkt ihrer Tätigkeit stellen. All die grandiosen technischen Erfolge von Diagnostik und

Therapie kommen trotzdem dem Patienten zugute, wenn sie nach der aufmerksamen Untersuchung für notwendig und richtig befunden werden. Als der wichtigste Bestandteil und Mittelpunkt allen ärztlichen Tuns steht aber das erklärende und leitende Gespräch mit dem Patienten und das helfende liebevolle Handanlegen am leidenden Menschen. Das alles muss aus der Situation heraus, die Persönlichkeit beachtend, ohne jedes Schema und voller Empathie (das heißt Mitleidensfähigkeit) geschehen.

Dieses Tun und Denken sollten wir Ärzte uns nicht nehmen lassen. Und wir sollten nicht erlauben, dass sich unsere Patienten durch törichtes, modisches Gerede und durch isoliertes technisches Denken falsche Beziehungen und Empfindungen zu ihrem eigenen Körper, zu ihrer Krankheit und Gesundheit aneignen können.

Gehen Sie als Arzt, als hilfesuchender Patient oder als gesundheitsbewusster Mitmensch bei Dr. Bruker in die Schule. Lernen Sie von seinem Denken und von seiner Sprache. Sie werden dann – so wie ich – ein neues, dankbares Verhältnis zu der wunderbaren Schöpfung Ihres Organismus bekommen. Sie werden wieder Sie selber und unverwechselbar. Der viel gepriesene „Check-up" wird Ihnen dann allerdings sehr banal vorkommen. Verlangen Sie mehr!

31. Noch einmal: Wie unsere Sprache zu einem „Dummdeutsch" verkommt

Ich möchte noch einmal mit einer Glosse auf meine Vorliebe für eine korrekte und gute Sprache zurückkommen. Ich habe schon erzählt, wie mich der Diminuitiv immer wieder trifft, auch bei der Suchtprävention. Ich habe berichtet, wie Dr. Bruker und mich das Wort „weitgehend" bei der Umsetzung der Vollwertkost ausgebremst hat. Und ich wunderte mich über die junge Patientin, die mir ihren Fuß als „ein Teil" von sich anbot. Schließlich habe ich versucht, das Wort Check-up zu durchleuchten.

Da wird allen Lesern klar sein, dass ich auch unter so manchen „modischen" Varianten unserer Sprache gelitten habe. Ein Buch über den modischen Missbrauch der deutschen Sprache (Eckhard Henscheid: *Dummdeutsch*, Reclam) gab mir dann im Juli 1997 im GESUNDHEITSBERATER den Titel für eine weitere Glosse: *Dummdeutsch*: Auf meine Frage, welche Beschwerden sie habe, sagte kürzlich eine Patientin, sie habe Hautjucken und zwar peinlicherweise in den „Problemzonen". Die Problemzonen! Laut Eckhard Henscheid ist unter diesem, dem „Dummdeutsch" zuzurechnenden Wort, die Region von Po und Hüfte zu verstehen. Und Probleme gebe es in diesen Zonen, weil sich dort so leicht Fett ansammle. Wie gut, dass Henscheid in seinem Buch den Ausdruck „Problemzone“ so klar definiert hat, nämlich als einen Bereich „untenherum“. Wir kämen ja sonst ab und zu in Versuchung, bei Benutzern und Benutzerinnen jener dummdeutschen Vokabel den Inhalt des knöchernen Schädels als Problemzone anzusehen!

Interessanterweise haben nur Frauen Problemzonen. Auch der „Intimbereich“ ist ja isoliert in der weiblichen Unterhose zu finden. Haben Männer nichts Intimes? Mit dem Wort „Hygiene“ umschreibt man heute allgemein die Reinigung und Parfumierung dieses Bereiches. Allenfalls spricht man noch von Hygiene, wenn ein zarter Babypopo in Plastikhüllen der Firma Moltex (oder anderer) eingewickelt wird. Aber da soll es ja Dank der „Klimabündchen“ keine Probleme mehr geben. Der Po ist immer richtig hygienisch klimatisiert. Warum wird eigentlich dieses Körperteil auch bei jungen Frauen und Männern, besonders wenn er mit Designer-Jeans verhüllt ist, immer „knackig“ genannt? Dieses Dummdeutsch-Wort wird „in echt“ wirklich mit n geschrieben!

Das Dummdeutsche ist ja inzwischen Allgemeingut geworden. Ursprünglich hörte man gestelzte Satzkonstruktionen nur von verschrobenen Philosophen – oder von dauer-redenden Politikern. Etwa: „Ich gehe einmal davon aus, dass schon im Vorfeld hierzulande freiheitliche Grundrechte festgeschrieben und nicht ausgedünnt werden …“ Heute schleimen diese sinnentleerten Sprachhülsen aus allen öffentlichen Mündern. Keine Talk-Runde, die nicht gefüllt ist mit peinlichen Entblößungen und sprachlichen Verblödungen. Das kommt heraus „… wenn hochkarätige Sinnproduzenten im Brainstorming Handlungsbedarf hinterfragen …!"

Aber auch beim Einkauf begegnet uns Dummdeutsch in jedem Supermarkt-Regal. Ach – dieses Möbel heißt ja „Display im Erlebnis-Einkaufs-Center". Da liegt zum Beispiel „Frühlingsquark in Doppelrahmstufe mit mundfüllender Cremigkeit". Wer kriegt da keine Frühlingsgefühle in die Seele und in den Schnabel bei der Cremigkeit und den dünnen grünen Schnittlauchhälmchen im Quark? Warum gibt es eigentlich keinen „Herbstquark mit welkem Braunkohl für das lebensabschiedliche Geschmackserlebnis"? Diese neuen Quark-Vokabeln rechnet Henscheid dem „Joghurt-Deutsch" zu. Die Firmenbezeichnungen „Du darfst" (oder heißt das „Du musst"?) gehören zum „Infantil-Deutsch". Dazu rechnen auch Worte wie Grufti, Schlaffi oder Brummi.

Ich propagiere auch noch ein „Eilig-Deutsch" für diejenigen, die keine Zeit haben, das Wort Orangensaft ganz auszusprechen. Sie erhalten das Labsal rascher, wenn sie abgekürzt O-Saft bestellen. Ich werde die Aufnahme dieser Sprachkategorie in das Dummdeutsch-Buch beantragen.

Daneben gibt es noch „Verschleierungs-Deutsch". Es will uns statt Atomspaltung (das tut weh!) lieber

Kernkraft (das klingt stark, kernig und kräftig) einreden. Statt eines stinkenden Müllhaufens wird uns dann ein Entsorgungspark versprochen. Statt Altersheim heißt es Seniorenwohnstätte. Mit dem immer wieder zitierten Herrn Henscheid schlage ich jetzt vor, die Garage in „Mercedes-Residenz“ oder „Porsche-Pool“ umzubenennen und das Klo in „Fäkal-Studio“.

Wie klingt das nun? Echt tierisch stark oder einfach voll schlapp daneben? Oder ist es einfach nur vermeidbares Dummdeutsch?

Folgern Sie bitte aus der oben abgedruckten Glosse nicht, dass ich mich über die Sprachunfähigkeit meiner Patienten lustig machen wollte. Neben Eckhard Henscheid, den ich in dieser Glosse zitiert habe, habe ich in einer anderen Glosse Hans Reimanns vergnügliches Buch über die deutsche Sprache zitiert. Ich war beeindruckt, dass er 226 Synonyme für „sich fortbewegen“ in unserer deutschen Sprache kannte und 258 andere Begriffe für „sich mündlich äußern“.

Ich will Sie mit den Glossen nur ermuntern, unsere schöne Sprache wieder mit all ihren vielen Worten, den vielen Adjektiven zu benutzen. Angeblich spricht ein Ehepaar nach drei Jahren Ehe täglich nur noch sieben Minuten miteinander. Kennen Sie diese Jux-Postkarte? Da sitzt ein altes Paar auf einer Parkbank. Die Frau fragt: „Sagtest Du was?“ Der Mann antwortet: „Nein, das war gestern!“

Ich gebe ja zu, dass bei uns im ländlichen Raum in Friesland diese ganz extremen Auswüchse der Sprachverdummung noch nicht einen Platz gefunden haben. Hier ist man allgemein „sprachfaul", manche sagen „maulfaul". Zahlreiche Witze aus unseren Nachbarkreisen in Ostfriesland leben davon. Ich hatte ja schon eine besondere Formulierung aus unserer Sprach-Niederung zum Besten gegeben. Das war der Schnack, dass man nicht lange mit dem Leeren der (Schnaps-) Gläser zögern soll, der da lautet: „Nich' lang schnacken, Kopf in'n Nacken".

32. Da musst Du nich' wieder bei

Eine andere, viel weniger spektakuläre Formulierung aus meinem friesischen Umfeld begann mich zunehmend zu stören. Es waren die eigentlich harmlosen Worte „Da musst du nich' wieder bei!" Das sollte nur sagen, dass ein Vorgang definitiv abgeschlossen ist und keiner weiteren Fürsorge mehr bedarf. So weit, so klar.

Ich hörte diesen Satz eines Tages von einer 27-jährigen Patientin von mir, die aus dem, wie man heute so dezent sagt, eher bildungsfernen Milieu stammte. Sie hatte ein schlimmes, ruinöses Gebiss mit dem der zahnärztliche Kollege so seine Qual hatte. Sie schwärmte aber von einem bildhübschen, schlanken Filmsternchen, das mit seinen strahlend weißen Zähnen ein häufiges, lächelndes Cover-Girl in der Regenbogenpresse war. „Solche Zähne will ich auch haben" sagte sie einmal in der Sprechstunde zu mir und zog ein Bild der strahlenden Film-Diva aus ihrer Handtasche. Ob ich ihr durch meine Fürsprache beim Zahnarzt nicht zu so schönen Zähnen helfen könne? Der Zahnarzt will ihr nicht die Frontzähne ziehen, damit sie ein neues Gebiss haben kann.

Ich riet ihr dringend, die noch vitalen Zähne unter allen Umständen zu bewahren und zu hüten und zu pflegen. Ich erzählte ihr, wie der Fabrikzucker, besonders auch beim „Schlickern“, wie man hier sagt, die Karies fördert und die Zähne zerfrisst. Und belobigte ihren Zahnarzt, der präventiv arbeitete und beriet.

Dann habe ich sie eine Weile nicht mehr gesehen und traf sie einmal später im Dorf. Mit einem triumphierenden „Guck mal“ öffnete sie den Mund und zeigte ein künstliches Gebiss, was ihr Gesicht so völlig veränderte. In dem strahlenden Weiß und in der vollkommenen Symmetrie schienen diese Zähne gar nicht zu ihr zu passen. Sie hatte recht weit weg vom Wohnort doch noch einen Zahnarzt gefunden, der ihrem Wunsch entsprochen hatte, alle Restzähne zu ziehen. Und dann fiel dieser Satz: „Da muss ich nich‘ mehr bei“. Ein Satz, den sie mit der neuen Zahnprothese noch nicht ganz glatt fehlerfrei aussprechen konnte.

Als ich dann noch einmal bei einem Gang über den Friedhof diesen Satz wieder hörte, musste ich im Oktober 1996 im GESUNDHEITSBERATER eine Glosse schreiben: *Nich‘ mehr bei:* „Da muss ich nich‘ mehr bei ...“, sagte eine unserer Nachbarinnen, als sie mir stolz den neugestalteten Platz vor ihrem Haus zeigte. War dort vorher noch das dorfübliche „Abstands-Grün“ gewesen, jenes kleine Rasenstück zwischen Haus und Straße, das besonders gepflegt wurde, so war nun an einem Wochenende alles Lebendige verschwunden. Betonplatten waren ausgelegt, ausrangierte, mit Altöl veredelte Eisenbahnschwellen waren als Einfassung verlegt, und quasi zur Entschuldigung standen dort zwei Betonblumenkübel mit immergrünen Pflanzen. „Da muss ich nich' mehr bei" sagte sie in typisch friesischer Sprechweise, und sofort schoss mir die Frage durch den Kopf, was sie wohl mit der gewonnenen Freizeit mache, die sie nun nicht mehr zum Gartenpflegen brauchte. Ist die am Haus angebrachte „Suppenschüssel" für weitere unzählige Fernsehprogramme die Lösung dieser Frage? Hässlich sah es aus, dieses Stück beerdigte Natur. An nichts hielt sich das Auge fest. Alles tot. Sollten wir vielleicht aus Zeitgründen auch unseren Garten betonieren und den Beton dann grün anstreichen? Dann braucht man nur einmal im Monat mit dem Hochdruckreiniger alles abzuspritzen. Dann müssten wir auch „nich' mehr bei".

„Da muss ich nich' mehr bei ..." sagte die alte Bäuerin, die ich in ihrer Altenteilwohnung besuchte. Stolz zeigte sie mir die neuen Fenster und Türen. Plastikbeschichtete Fenster mit Sprossenimitationen zwischen den Scheiben. Die Fenster schlossen so dicht, dass sich der Schall im Raum verändert hatte. Es war so totenstill. Kein Geräusch des Lebens drang von draußen noch herein. Drinnen war drinnen, und draußen war draußen. Aber nicht das alleine war mir aufgefallen, sondern auch die miefige verbrauchte Luft in dem Zimmer. Das war vorher anders. Da wirkten die Ritzen der alten Holzfenster des Bauernhauses als natürlicher Luftausgleich. Die Alpenveilchen davor wuchsen gut. Aber diese Fenster mussten ja ab und zu gestrichen und gewartet werden. Die neuen waren für die Ewigkeit geschaffen. Nie mehr musste man da bei. Wollen wir mal in 20 Jahren nachsehen gehen?

Auf meinem Weg über den Friedhof sah ich das neugestaltete Grab eines meiner Patienten, der vor vier Monaten gestorben war. Eine dicke Platte aus rötlichem Marmor deckte die ganze Grabstelle zu. Mit bronzenen Lettern stand der Name darauf und die üblichen Daten. Keine Blume, kein Kraut, kein „Un"-Kraut. „Da brauchst du nich' wieder bei …", klang es in meinem Inneren. Und ich sah den eher schmächtigen Mann noch sehr bescheiden in meiner Sprechstunde sitzen. Jetzt lag der da, erdrückt von einem marmornen Denkmal bis in alle Ewigkeit.

Ob wir nicht doch vorsichtig sein sollten beim Bejubeln aller dieser Dinge, bei denen wir nie wieder „bei müssen"? Vielleicht ist die sinnvolle Beschäftigung mit allerlei Alltäglichem doch ein wichtiger Teil unseres Lebens. Es ist verständlich, dass mich dieser Satz vom „nich' mehr bei" störte und irritierte. Ich hatte doch schon lange ein grünes Herz und seinen Sinn für das Erhalten und die Pflege des Alten. Meine Mitarbeit in Dr. Brukers Gesellschaft für Gesundheitsberatung hat diese Neigung nur unterstützt und verstärkt. In der Zwischenzeit bejubele ich die überall entstandenen Reparatur-Cafés.

33. Kinder – ein Geschenk auf Zeit

Doch kommen wir einmal wieder zurück in die Sprechstunde. Das war ja doch mein Arbeitsfeld für 30 Jahre. Und noch einmal: ich kann es gar nicht oft genug sagen, eine Arbeit, die ich jeden Tag gerne gemacht habe und die mir Freude gemacht hat. Gerade in der Hausarztmedizin, in der Familienmedizin und in der Langzeitbetreuung liegt so viel Befriedigendes.

Es kam, besonders in den letzten Jahren meiner Tätigkeit, häufig vor, dass ich ein Kind auf den Kinder-Untersuchungsplatz setzte und noch bevor die Untersuchung begann, sagte die Mutter: „Auf dem Tisch hat deine Mama auch schon gelegen". Und dann dieses staunende Fragen: „Du?? Auf dem kleinen Tisch? Das glaube ich nicht!" Ich aber wusste es. Und schaute von Kind zu Mutter und dachte darüber nach – in dieser Sekunde – wie schnell die Zeit vergeht. Und wer wohl die nächste Generation hier in meiner Praxis versorgen wird, wenn dieses Kind mit seinem Kind zur ärztlichen Sprechstunde kommt.

Heute, da ich schon über 15 Jahre im „Ruhestand" bin, treffe ich in meiner alten Praxis, die erheblich vergrößert und modernisiert ist, und in der jetzt drei Ärzte arbeiten, immer wieder ehemalige Patienten. Sie betrachten mich, der ich meist nur besuchsweise zum

„Hallo sagen" in der Praxis bin, schon als Überbleibsel aus alter Zeit, an die man sich gerne erinnert.

Ja, Kinder sind ein *Geschenk auf Zeit*. So lautete denn auch meine Glosse im Februar 1994 im GESUNDHEITSBERATER: Als ich meine älteste Tochter zum ersten Mal in ihrem Studienort besuchte, ihr eigenes Reich dort sah, ihren Kreis kennenlernte, in dem sie nun so selbstverständlich „zu Hause" war, und als ich sie dort zurücklassen musste, spürte ich einen tiefen Schmerz in mir.

Bis dahin war sie nur „wie verreist" von zu Hause weg. So wie öfter vorher auch. Sie kam ja immer wieder und flatterte zu Hause herum, wie eh und je. Jetzt merkte ich erstmals, sie war abgenabelt, selbständig geworden, verloren. Theoretisch war mir das alles klar. Aber es zu erleben, ist eine andere Sache.

„Geht das Kind in den Kindergarten, weint das Kind. Geht es in die Schule, weint die Mutter. Geht es aus dem Haus, weint der Vater", so sagt der Volksmund. Und liebe Freunde sagten mir dieses Wort zum Trost.

„Kinder sind ein Geschenk auf Zeit", hatte mein Klinikchef mir früher immer gesagt. „Genießen Sie es, sie um sich zu haben. Geben Sie ihnen so viel mit, wie Sie nur können, von dem, was Sie für das Leben für wichtig erachtet haben. Laden Sie sie voll mit ihrer Liebe und all diesen Worten und vertrauen Sie dann später auf Ihre Erziehung. Und lassen Sie sie dann wieder los".

Ein Geschenk auf Zeit. Wir sollten unsere Kinder so annehmen! Dann müsste es doch eigentlich ein Paradies für Kinder sein, in einer Zeit, wo Elternschaft ohne Probleme, ohne ethische Bedenken oder soziale Benachteiligung geplant werden kann. Es sollte zur Dankbarkeit anregen in einer Zeit, wo die Zahl der kinderlos bleibenden Ehen zunimmt. Es sollte unseren Kindern gut bekommen in einer Zeit, in der die 1,3 Kinder zählende Familie der statistische Mittelwert ist, und in einer Zeit, in der Kinder immer häufiger überversorgt (overprotected) sind oder wohlstandsverwahrlost neben ihrer Familie oder dem Alleinerziehenden nebenher leben. In dieser Zeit des Friedens und Wohlstandes sollten wir die dankbare Aufgabe, Kinder zu erziehen, mit großer Freude annehmen können.

Und doch sieht es zumindest in unseren sensationslüsternen Medien oft nach dem Gegenteil aus. Ich will dieses düstere Szenario hier nicht weiter ausbreiten. Aber vielleicht hilft uns der Satz vom „Geschenk auf Zeit" etwas mehr, unsere Kinder richtig zu sehen.

Wir sollten einmal versuchen, unsere eigenen Kinder und die Kinder unseres Lebenskreises als Leihgabe zu betrachten. Wir sollten uns mitfreuen mit all denen, denen wir begegnen dürfen, eine kurze Spanne auf ihrem Lebensweg. Wir sollten wahrnehmen, was zurückstrahlt von der Natürlichkeit und dem Temperament dieser jungen Mitgeschöpfe, von ihrer Unbekümmertheit und ihrem Tatendrang, ihrer Fröhlichkeit, aber auch von ihren Sorgen. Wir sollten sie annehmen und begleiten und versuchen, ihnen von den uns wichtig gewordenen Werten vieles zu vermitteln, für ihre Sorgen immer da zu sein und uns an ihrem Werden und ihrem Wachsen zu freuen. Vielleicht können wir sie dann leichter loslassen, wenn die Zeit gekommen ist.

Kinder in der Praxis zu versorgen, machte mir viel Freude. Als Vater von drei Kindern fühlte ich mich in dieser Aufgabe auch sicherer. Ich kannte aus dem Alltag das kindliche Denken und das sich Geben und Darstellen. Ich kannte all die kindlichen Wünsche und auf welch unterschiedliche Art sie vorgebracht werden können. Und auch manchen kindlichen Kummer. Das alles gab mir mehr Sicherheit im Umgang mit den Kindern.

Eine besondere Aufgabe fiel mir bald nach meiner Niederlassung zu: Ich hatte eine größere Wohngruppe von körperlich und geistig behinderten Jugendlichen mit zu betreuen, deren „Wohnstätte" nur wenige Häuser von meiner Praxis entfernt war. Es war interessant, wer aus diesem Heim zur Behandlung zu mir wechselte. Es war die eigene Entscheidung der Heimbewohner, welchen Arzt sie aufsuchen wollten. Viele der geistig Behinderten wechselten zu mir. Ich „konnte gut" mit ihnen, hatte rasch ein gutes Vertrauensverhältnis.

Das führte dazu, dass mir, wenn ich durch das Dorf

ging, von manchen Seiten ein fröhliches „Hallo Doktor“ zugerufen wurde. Oder dass ich plötzlich umarmt wurde von Menschen, mit denen viele Dorfbewohner aus Angst oder Ablehnung nichts zu tun haben wollen. Ich aber freute mich über diese eher kindliche, ungebremste freundliche Zuwendung: „Du bist mein Doktor. Du bist lieb!“

Das erinnerte mich an eine Erzählung meiner Mutter. Mein Vater schrieb in der Frauenklinik in Königsberg an seiner medizinischen Doktorarbeit, als er schon mit meiner Mutter verlobt war. Zu dieser Arbeit gehörte auch die Untersuchung und Befragung von „Mädchen des Öffentlichen Gewerbes“, wie die Prostituierten damals offiziell hießen. Und so konnte es passieren, dass, wenn er mit seiner Verlobten durch Königsberg spazieren ging, die Prostituierten ihn wie einen guten Bekannten sehr freundschaftlich grüßten. Unangenehm und peinlich wäre das beiden gewesen, sagte später meine Mutter.

Einmal fand ein großer Kongress für Kinderärzte statt in meiner nächsten Großstadt, in Wilhelmshaven. Ich nahm gerne teil und konnte in den Pausen bequem nach Hause fahren. Das war selten so, wenn ich zu Fortbildungen unterwegs war. Unvergessen sind mir die Worte des Kongressvorsitzenden, mit denen er die Tagung eröffnete: *Kinder sind wie ein Uhrwerk. Man soll sie nicht unentwegt aufziehen, sondern sie auch einmal gehen lassen!* Diese Worte haben mich weiter begleitet, über all die Jahre. Als vor einigen Jahren der Begriff der „Helikopter-Eltern“ auftauchte, fielen mir diese guten Worte wieder ein.

Auf diesem Kongress sprach auch ein Kollege über die Veränderungen, die der vielfach beobachtete Verlust der Mehr-Generationen-Familien verursachte. „Früher war es so“, sagte der Professor sinngemäß, „da ersetzte eine Großmutter in der Familie zwei Kinderärzte. Die Großmütter waren noch mit der Versorgung und Pflege der ganzen großen Familie betraut gewesen. Sie wussten auch im Krankheitsfall allerlei Heil- und Hilfsmittel. Man konnte nicht immer mit der Hilfe eines Arztes rechnen. Es gab ja gar nicht so viele Ärzte wie heute. Und zu diesen alten Zeiten mussten die Ärzte auch privat bezahlt werden. Und auch deshalb rief man sie nicht bei jeder leichten Störung“.

Auch das war im Januar 1994 eine Glosse im GESUNDHEITSBERTER wert, mit dem Titel *Ein heißes Thema:* „Siebenunddreißig – zweiundneunzig“ sagte die Mutter wie aus der Pistole geschossen, als ich sie fragte, ob ihr Kind Fieber habe. 37,92 hatte sie auf dem kleinen Anzeigefeld, Display genannt, ihres Digital-Thermometers abgelesen, nachdem sie bei ihrer Tochter die Temperatur gemessen hatte. Ganz exakt und ganz genau, zwei Stellen hinter dem Komma.

Nur – was das bedeutet, dieses 37,92, das wusste sie nicht. Ob ihr Kind Fieber hat, ob das schlimm ist, wie das einzuordnen ist, das hatte sie nicht gelernt. Das gab auch die Gebrauchsanweisung des elektronischen Super-Thermometers nicht bekannt. Sie war stolz, dem

Arzt das präzise Ergebnis zu melden, ohne Konsequenzen daraus ziehen zu können. Ist das nicht typisch in unserem technischen Zeitalter?

Früher hatte ich mich immer geärgert, wenn ich zu einem Kind mit erhöhter Temperatur gerufen wurde, das sonst nichts hatte außer den glühenden Wangen, die Veranlassung zum Fiebermessen gewesen waren. Dann gab es oft überflüssige Diskussionen um die Notwendigkeit eines Hausbesuches oder eines Arztkontaktes. Heute denke ich da etwas anders. Ich weiß, wie weit verbreitet Fieberzäpfchen in allen Häusern vorhanden sind. Rasch läuft dann dieser Reflex ab: Stirn gefühlt, Digitalthermometer befragt und Zäpfchen rein!

Dabei wissen wir doch alle, dass Fieber nur ein Symptom ist für eine Reaktion des Körpers. Nur ein Anzeichen, und keine Krankheit an sich. Inzwischen hat sich die Kunde von der heilenden Kraft des Fiebers verbreitet. Es hat sich herumgesprochen, wie segensreich es ist, dass sich Abwehrstoffe im Fieberschub bilden durch das Zerstören, das „Zerkochen" von Viren und Bakterien. Wir wissen, dass dann nach dem Fieberschub Heilung ansteht. Wir wissen von der „reinigenden Kraft des Fiebers".

Und doch handeln so viele anders. Sicherlich liegt es daran, dass oft die Mutter glaubt, die Verantwortung für einen Fieberschub nicht tragen zu können. Sie ruft dann lieber den Arzt, und dieser geht auch oft den bequemen Weg: Zäpfchen rein – Fieber weg! So einfach ist das.

Schon mehren sich in der forschenden Medizin die Anzeichen, dass bei einer festgestellten Immunschwäche eines Menschen eine Unterdrückung von Fieberzuständen in der Vorgeschichte ungewöhnlich häufig zu finden ist. Immer wieder erzählen mir Menschen ganz stolz, sie bekommen nie Fieber! Und glauben auch noch, das sei ein Zeichen von Gesundheit!

Wie erstaunt sind nun die Eltern, wenn ich zunächst einmal frage, wie sich das Kind denn überhaupt fühlt! Wie es ihm geht mit seinen 37,92! Und wenn sich dann herausstellt, es geht recht gut, bei gründlicher Untersuchung ist kein Organhinweis für die erhöhte Körpertemperatur zu finden, dann ordne ich erst einmal das bewährte und übliche an: Flüssigkeitszufuhr, Abreibung des Körpers, Wadenwickel, Wärmestau vermeiden durch leichtere Kleidung und so weiter.

Damit habe ich wohl oft dem Kind eine Begegnung mit seinem Virustoxin ermöglicht, die Abwehrkräfte gestärkt und ein Medikament erspart. „Können Sie das verantworten – ohne Zäpfchen?", ist heute eine immer häufiger werdende Frage. Vielleicht ist daran auch die Technisierung und die Programmierung unserer Zeit schuld. Nun – ich muss so etwas ständig verantworten, das ist mein Beruf. Aber auch Eltern sollten wieder lernen, Verantwortung zu tragen und ihrem Empfinden mehr zu trauen als einem elektronischen Display.

Als Vater von drei Kindern hatte ich natürlich auch

eine größere Anzahl von Schulkameraden und Freunden meiner Kinder in der Sprechstunde. Da galt es besonders sorgfältig mit der ärztlichen Schweigepflicht umzugehen! Das was ich da zu behandeln hatte, durfte niemals ein Thema zu Hause am Mittagstisch sein. Oft musste ich mich bremsen um nicht bei der häuslichen Runde zu sagen: „Du, da war doch heute die Sonja aus Deiner Klasse bei mir. Also die hat ja … Also, was ist das für eine …"

Das geht gar nicht! Das ist strengstens verboten! Das geht auch bei Nachfragen der Kinder nicht: „Vati, die Maren hat erzählt, sie war bei dir in der Sprechstunde. Was hat die denn gehabt?" Ein absolut schlechtes Beispiel hatte ich ja schon bei meiner ersten großen Praxisvertretung erlebt und aufgeschrieben.

Ich entsinne mich besonders an eine kleine Mitschülerin unserer jüngsten Tochter. Sie wirkte immer so verschüchtert und bedrückt in der Sprechstunde und mochte sich nicht äußern. Wie sehr war ich verleitet, meine Tochter zu fragen, was erzählt sie dir denn von ihrem Zuhause? Eines Nachts musste ich einen dringenden Hausbesuch machen und den randalierenden Vater dieses Kindes in die Psychiatrie zwangseinweisen. Wie gerne hätte ich am nächsten Tag unsere Tochter gefragt, was denn das Kind so in der Schule erzählt hat. Es hatte ja die ganze schlimme Prozedur in der Nacht miterlebt.

Aber auch unsere Kinder mussten angehalten werden, die strikte Trennung von Praxis und Privatleben mitzutragen. Es ist ein schmaler Grat, die Kinder nicht zu Außenseitern und Geheimnisträgern werden zu lassen.

Unsere Lebenseinstellung zu natürlichen Abläufen und Dingen in unserem Leben war schon genug, um die eigenen Kinder als Außenseiter zu typisieren. Allein unsere Ernährungsweise, wie wir sie von der Gesellschaft für Gesundheitsberatung von Dr. Bruker erlernt und übernommen hatten, machte ja die Kinder zu etwas Besonderem. Da galt es schon, sie in ihrem Wesen zu festigen, damit sie die Lebensweise von zu Hause auch inhaltlich bejahen und gut mittragen konnten. Das war keine leichte Aufgabe. Und auch meine Frau und ich hatten dafür kein Patentrezept.

Wir beide schworen immer auf ein „Vorleben“ der Eltern für die Kinder. Fernsehsüchtige Eltern können den Kindern schwer das Fernsehen einschränken. Gleiches gilt heute noch ausgeprägter für den Gebrauch des Smartphones. Und dieses Vorleben sollte nicht „weitgehend“ sein, um eine der alten Glossen zu wiederholen, sondern konsequent. Dabei keinen übermäßigen Druck auszuüben, fällt auch schwer.

Das gilt auch für die nicht allgemein übliche Ernährung mit vitalstoffreicher Vollwertkost. Dass dabei nicht das herauskommt, was später eine „orthorektische Diktatur“ genannt wurde.

Der Begriff „Orthorexia nervosa“ wurde 1997, ein Jahr nachdem meine weiter unten stehende Glosse erschienen war, vom US-amerikanischen Arzt Steven

Bratman aus den griechischen Worten *orthós* für „richtig, korrekt“ und *órexis* für „Appetit“ zusammengesetzt. In Anlehnung an den Begriff der Anorexia nervosa bezeichnete diese Wortneuschöpfung eine pathologische Fixierung auf eine gesundheitsbewusste Ernährungsweise. Permanente gedankliche Beschäftigung mit gesunder Ernährung, überwertige Ideen bezüglich der Wirksamkeit und gesundheitsförderlicher Effekte von Lebensmitteln sowie Strenge hinsichtlich selbst aufgestellter Ernährungsregeln sind weitere Kennzeichen orthorektischen Ernährungsverhaltens.

34. Sind wir Außenseiter geworden?

Dieses Problem kennen die überzeugten Bruker-Leute gut. Es wurde schon immer vielfach darüber diskutiert in Lahnstein. Es gab Vorträge zu diesem Thema des Außenseiterseins bei den Tagungen. Es gab genügend Gesundheitsberater GGB, die sich zu diesem Außenseitersein mit allen Fasern bekannten, weil sie diese Art von natürlicher Ernährung und Lebensführung als richtig und menschengewollt erkannten. Würde man die heute „Ernährungs-Querdenker" nennen? Es gab manche Diskussion und manche Beiträge im GESUNDHEITSBERATER. Und so schrieb ich auch im Januar 1996 eine Glosse dazu: *Sind wir Außenseiter geworden?* Weil wir das Eisbein stehen lassen und nur das Sauerkraut essen. Weil uns die zuckersüße Weißmehltorte beim Geburtstag der Patentante Magendrücken macht. Weil wir behaupten, in der Jacke aus 100 % Acryl unangenehm zu schwitzen. Und weil uns der „entzückende" (heute würden wir sagen der coole) ferngesteuerte Plastik-Roboter mit Laserkanone als Spielzeug für unsere Kinder nicht gefällt.

Wir wissen ja, warum. Auch wenn wir das „Warum" (hoffentlich!) nicht jedes Mal mit scharfgeschliffenen Worten und entblößten Vorderzähnen vehement verteidigen. Wir sind von unserem rechten Weg überzeugt und gehen ihn hoffentlich mit einem genügenden Maß an Selbstbewusstsein, das wir uns mit vielen kleinen Vorwärts- und Rückwärtsschritten erkauft haben.

Aber unsere Kinder? „Du Öko" ist auf dem Schulhof ein Schimpfwort und verletzt, wenn Möhre gegen Milchschnitte ankämpft. Erst kürzlich berichtete eine Mutter in einer Vegetarier-Zeitung, ihr Kind sei beschimpft worden, es habe „immer nur Kuhscheiße auf dem Brot". Wenn der Schimpfer doch einmal die leckeren Brotaufstriche probieren würde. Aber gemäß Pauschalurteil darf das gar nicht gut schmecken.

Ich habe auch kein Patentrezept, wie wir unsere Kinder nicht zu Sonderlingen werden lassen. Die Zauberformel für ein süßes, sorgenfreies Leben mit Frische und Schönheit, Genuss und Freude, diese Zauberformel im Fernsehen und in allen Medien ist magisch und groß und verführt uns in eine Richtung, die wir nicht wollen. Die Möhre hat keine Lobby. Also müssen wir Eltern unseren Part noch intensiver übernehmen. Allerdings mit viel Toleranz und ohne Überheblichkeit allen anderen gegenüber. Denn wir sind ja in der Minderzahl. Aber es fällt uns Erwachsenen, die wir unseren bewussten Lebensweg selbst gewählt haben, leichter, Konflikten zu begegnen und Verständnislosigkeiten entgegenzuwirken.

„Nachahmenswertes Vorleben" hat die oben schon zitierte Mutter treffend das genannt, was unsere wichtigste Aufgabe ist. Allerdings ist dabei nicht jeder angenommene Bonbon eine Katastrophe und jede verspeiste „Milchschnitte“ ein Erziehungsrückschritt. Aber wenn eines Tages nach viel Vorleben und gutem gemeinsamen Lernen Ihr Kind sagt: „Danke, ich bin satt“ oder „Danke, das mag ich jetzt nicht essen“ bei einem solchen übersüßen Angebot, dann haben Sie gewonnen! Auf dem Weg zu einem natürlichen Leben ist Ihr Kind dann, an Ihrer Hand, einen großen Schritt gegangen. Nur Mut! Sie sind ja nicht allein. In der kleinen Gruppe der Außenseiter sind Sie eine starke Mehrheit. Nur Mut!

Mit ihren Namen hatten wir unsere Kinder nicht zu Außenseitern gemacht. Es waren herkömmliche Namen. Denn die Sucht, die eigenen Kinder durch besonders ausgefallene, seltene Namen herauszustellen, war damals noch nicht ausgebrochen. Erst später kamen dann Chantal-Cheyenne und Ähnliche in die Sprechstunden. Wie das mit der Namensfindung der ersten Tochter zuging, das musste ich einmal aufschreiben, damals als junger Arzt unter Hunderten von Krankenschwestern, alle mit weiblichen Vornamen. Welch ein riesiges Angebot von weiblichen Vornamen. Und welchen davon geben wir unserer ersten Tochter? Aber davon gleich.

Der Name eines Menschen ist für mich etwas ganz Besonderes. Er sollte diesen Menschen sein Leben lang begleiten und ihn auch typisieren. Und so sollte er gut überlegt sein. Und nicht erst bei der Geburt so plötzlich über das Neugeborene geworfen werden, wie damals im Kreissaal in Eppendorf (siehe meine Glosse oben).

Für mich bedeutet der Name viel. Und ich habe manche Erklärungsbücher gesammelt und Namenslisten. Darüber musste ich schon im April 1996 im GESUNDHEITSBERATER eine Glosse schreiben mit dem Titel *Namen und Namenlos:* Nachdem die vierte Nicole in die Klasse unserer Tochter kam, mussten Sortierungsvorschläge einsetzen. Zusatznamen mussten her, die die Identität sicherten. So ein zweiter, typisierender Name wäre doch manchmal ganz gut. Die „lange Nicole" oder die „Öko-Nicole". Das diente zur Typisierung und Identifizierung.

Haben Sie sich schon einmal in die Qualen hineingedacht, die ich als junger Krankenhausarzt bei der Namensgebung meiner drei Töchter hatte? Mehrere hundert Krankenschwestern in der Großklinik, in der ich arbeitete, besetzten mit ihrem Erscheinungsbild jeweils alle weiblichen Vornamen. Meine erste Tochter Ulrike nennen? Na, da hätte doch die ganze Klinik gemunkelt! Weil die hübsche und kesse Schwester Ulrike zwei Jahre lang meine Stationsschwester war.

Nun, „Jutta" als Vorname unserer ersten Tochter war damals ein unverfänglicher Name. Dazu erinnerte er uns an eine liebe Schwester des Vaters meiner Frau. Und er gefiel uns auch, weil er nicht zu kürzen und zu verfälschen war. Bis dann die erste ostpreußische Anverwandte „Juttchen" auf den Arm nahm. Und so heißt sie heute noch manchmal. Und inzwischen wohl auch wieder ganz gerne. Das ist der liebkosende Diminuitiv.

In der Region, in der ich jetzt lebe, in Friesland, gibt es sogenannte Ökelnaams. Spitzname als Übersetzung für Ökelnaam träfe die ganze Bedeutung dieses Begriffes nicht. Man könnte sie schon eher Typisierungen nennen. Da sagte man „de groode Georg" oder „de schwatte Jan" oder „Hein Tüt" oder „Pingel-Didi", und „Plögers Marie" und jeder im Dorf wusste, wer gemeint war. Das waren die unverwechselbaren Originale, denen die Namen wie Stempel aufgedrückt waren. Und es waren Respektpersonen, die beachtet wurden. Sie waren auch, oft sogar noch nach ihrem Tod, Wegweiser in der Region: „Da musst du bei Pingel-Didi links abbiegen und dann immer geradeaus ..."

Mit Trauer bemerke ich, wie diese Namen zunehmend vergessen werden und aussterben. Zu angepasst sind wir alle, zu austauschbar, zu gleichförmig. Die wirklichen Originale werden immer seltener, sie sterben aus.

In Amerika hat ja jeder Mensch zwei Vornamen. Sie kennen das noch von „John F. Kennedy" oder „Lyndon B. Johnson". Ich habe nur einen Vornamen und meine Frau und meine Kinder auch. Aus Tradition. Und als ich in Amerika in einem Personalpapier meinen Namen als Joachim-0-Hensel wiederfand, fragte ich ganz erschrocken nach, was denn dieses 0 bedeutet. Das sei eine Null, sagte man mir, und das spräche man als „no name" aus. Joachim-no-name-Hensel. Namenlos war ich also in den USA geworden. In der

Mitte hatte ich eine Null als Typisierung. Reicht das aus, um mich zu identifizieren?

Also, ich bin mit meinem Namen sehr zufrieden. Allerdings finde ich es ein wenig traurig oder besser, ein wenig schade, dass mein Vorname Joachim so vergessen, ja ausgestorben zu sein scheint. Lange habe ich keinen Achim mehr getroffen. Und nun werde ich leider auch nicht mehr das etwas lang gezogene „Jochen“ von der lieben Ilse Gutjahr hören, das mich immer so gefreut hat.

Aus all dem ist zu erkennen, dass ich ein durchaus konservativer Mensch bin. Nicht im politischen Sinne, da bin ich eher grün, und wenn schon, dann eher rot, aber sicher nicht schwarz! Aber im Bewahren des Alten bin ich konservativ. Von dem alten geerbten Möbelstück bis hin zu den alten überkommenen Ritualen und Gewohnheiten.

Dazu gehören auch die Feste im Dorf, wo sich der Doktor sehen lassen muss. Zum Beispiel beim „Bockhorner Markt“, hier so etwas wie Kirmes, „fünfte Jahreszeit“ genannt. Da war eine Runde Karussell und ein Bier mit den Mitarbeitern und schnacken mit den Dorfbewohnern Tradition!

Dazu gehörte auch der Praxisstil den wir pflegten. Da lag zum Beispiel im Wartezimmer ein Strickzeug mit einem begonnenen Schal, einer kleinen Anweisung und dem Hinweis, der Schal wird beim Gesprächskreis GELB meistbietend versteigert. (Übrigens: Dr. Mathias Jung hat ihn dort gewonnen!)

Vielleicht meinte das der Pharmareferent, als er seufzte: „Ach, Dr. Hensel, Sie sind ja ein Fossil". Vielleicht meinte er: „Sie sind ja so altmodisch konservativ". Grund genug, einmal im Januar 1995 im GESUNDHEITSBERATER eine Glosse zu schreiben, mit dem Titel: *Was heißt hier konservativ?*

Das lateinische Wort „conservare" heißt auf Deutsch „bewahren". Von „bewahren" ist heute viel die Rede: Bewahren der Schöpfung, bewahren von ethischen Werten und Traditionen. Es gibt viele Dinge, die es zu bewahren gilt und die in unserer schnelllebigen Zeit auch bewahrt werden müssen. „Konservativ" ist heute allerdings schon fast ein Schimpfwort. „Mein Gott, bist du konservativ! – Du hast ja immer noch dein altes Fahrrad mit dem Gesundheitslenker. Kein Mountain-Bike, kein City-Bike. Bist du aber langweilig, du hast ja noch so einen alten Trainingsanzug an beim Radfahren – kein Jogging-Outfit aus den modernen Mikrofasern? Oh je, bist du aber unmodern, du hast ja immer noch deine alte Armbanduhr. Noch keine Swatch passend zur Tagesstimmung?" So werden diejenigen, die an den alten Dingen festhalten, diese bewahren wollen, als konservativ, als unmodern, als langweilig eingestuft.

Wer treibt uns eigentlich zu diesem raschen und rasanten Wechsel? Wer peitscht uns so in die Arme der Industrie, die uns mit gigantischen und unterschwellig verführenden Werbeeinflüsterungen klar macht, dass Fahrräder und Uhren wie auch Garderobe Verschleißartikel sind. Wie schafft diese Industrie es, uns, die wir alle ein Fahrrad haben, ein zweites aufzuschwätzen und uns klar zu machen, dass unser altes unmodern ist, obwohl es ja noch gut fährt.

Wie steht es nun mit unserem Fühlen und Denken und Handeln? Ist da auch konservativ gleich altmodisch? Hier gibt es ja allerlei zu bewahren: Tradition und Vergangenes, wenn es sich bewährt hat. Besonders die Erinnerung muss in uns fortgeschrieben werden als der Weg unseres Lebens, als das Gut, auf das wir immer zurückgreifen, um unser jetziges Handeln zu überprüfen, um ständig daraus zu lernen.

Der Rückzug in die Erinnerung ist oft nicht nur ein schöner und sonniger, sondern auch ein richtungsweisender und heilsamer Weg. Es gibt auch Wege, die nur noch zurückgehen zu Menschen, die uns begleitet haben und die nicht mehr da sind, deren Erinnerung wir bewahren müssen. Und in unserem Alltag? Macht uns das Konservative das Leben reicher und wertvoller, oder macht es uns zu Außenseitern? Müssen wir uns schämen, wenn unsere Kinder noch Vater und Mutter zu uns sagen und nicht Peter und Helga? Erregen wir schon Aufsehen, weil wir abends ein Buch lesen, uns gegenseitig vorlesen und die Glotze dabei kalt bleibt? Ist es peinlich, wenn jemand erfährt, dass wir in unserer Familie abends zusammen gesungen haben?

Hier gelten wohl neue Gesetze. Wir müssen lernen, uns auch von alt überkommenen Ansichten und Meinungen zu trennen. Wenn wir dazugelernt haben, wenn wir etwas Neues für richtig erkannt haben. So kann es schon einmal sein, dass wir auch eine andere Partei wählen müssen, wenn wir plötzlich erkennen, dass sich die politische Aussage geändert hat oder wir uns geändert haben. Aber gerade auf diesem Gebiet, so sagen uns die Demoskopen, sind die Menschen eher konservativ, und höchstens 20 % der Wähler wechseln einmal das Feld zum Ankreuzen. Hier kann das ewig Überkommene zum Hemmschuh werden, zur geistigen Verkrustung.

Nur beim Essen, da gelten ganz klare Gesetze. Unsere frischen lebendigen Lebensmittel konservieren, sie in eine Konservendose sperren, nein danke! Diese ollen Blechbüchsen sind gut, um alte Schrauben darin zu sammeln, als Farbenpott für Ostereierfarben oder wenn es sein muss, dann zum Klappern hinter dem Hochzeitsauto. Aber Lebendiges da hineintun? Nein! Gewiss gibt es allerlei vernünftige Methoden, auch Lebensmittel aufzuheben, da fragen Sie einmal die Gesundheitsberater GGB. Aber die Konservenbüchse, die gehört ins Museum.

Conservare heißt für den, der sich gesund ernähren will, an dem für richtig Erkannten festzuhalten, den Einflüsterungen der Nahrungsmittel-Industrie konsequent zu widerstehen und mit aller Kraft das zu bewahren, was das wichtigste Gut ist: Gesundheit und Lebensfreude.

Doch – kommen wir einmal wieder zu den Aufgaben des Arztes im Dorf zurück. Die Menschen betreuen, auch dort, wo sie wohnen, das war meine tägliche Aufgabe. Ich lade Sie und euch erst einmal zu einem Spaziergang durch unser Dorf ein. Aber dazu nehmen wir meinen lieben Kollegen mit. Erst aber muss ich noch erzählen, wie ich ihn kennengelernt habe. Dazu muss ich weit ausholen und von „unserem“ Schneewinter erzählen.

35. Schneekatastrophe 1979

Im Februar 1979, ich war seit über drei Jahren Landarzt in Bockhorn, gab es bei uns im Nordwesten eine verheerende Schneekatastrophe. Nach milden Weihnachtstagen stürzten die Temperaturen ab, und es begann zu schneien – für unsere Region ganz ungewöhnlich – zwei Tage lang durchgehend. Zugleich tobten schwere Stürme, wie sie bei uns an der Nordseeküste üblich sind, und türmten die weißen Massen zu meterhohen Verwehungen auf. Wir versanken im Schnee. In kürzester Zeit waren wir von der Außenwelt abgeschnitten, weil Straßen nicht mehr passierbar waren. Am Abend, Dienstag den 13. Februar 1979, fuhr ich noch bei schwerem Schneetreiben einen Hausbesuch zu einem Bauernhof am Deich am Jadebusen. Ich musste mehrere hundert Meter vor dem Haus mit dem Auto stehen bleiben und stapfte mit meiner Arzttasche in meinen alten Bundeswehrstiefeln durch die sich auftürmenden Schneemassen.

Es war ein alter Landwirt aus Ostpreußen, der im Sterben lag und dessen Kinder noch einmal den Arzt gerufen hatten. Ich untersuchte ihn gründlich, hörte noch einmal seine mir so vertraute ostpreußische Sprachmelodie, legte ihm eine Infusion an mit einer leichten Dosis an Schmerz- und Beruhigungsmedikamenten und wies die Familie an, ihn zu versorgen. Mit

Hilfe eines Besenstiels und Leukoplast konstruierten wir einen Infusionsständer. Die Familie sollte das Bett in die Diele des alten Hauses stellen und unter sich eine Sitzwache organisieren, die Infusion überwachen, die Lippen befeuchten und ruhig mit ihm sprechen, wenn er wach ist.

Ich kam noch sehr mühsam zu meinem Auto zurück. Ich schlidderte mit dem Wagen langsam die 6 km nach Hause, es war für eine Woche die letzte Autofahrt. Nachts telefonierte ich mit der ostpreußischen Familie und hörte, dass mein Patient friedlich schlief und die Infusion gut tropfte. In den frühen Morgenstunden ist der alte Mann friedlich gestorben.

Die wichtige Aufgabe des Arztes, den Tod festzustellen, konnte ich nicht wahrnehmen. Erst drei Tage später schickte ich ein Panzerfahrzeug der Bundeswehr zu dem Sterbehaus. Sie brachten den Leichnam in die Totenhalle an unserem Friedhof. Dort habe ich dann verspätet die amtliche Todesfeststellung vornehmen können.

Dass er mit einem Panzerfahrzeug zur letzten Ruhe gefahren wurde, war mir, der ich seine Lebensgeschichte so gut kannte, sehr schmerzlich. War er doch im Januar 1945 aus seinem Heimatort in Ostpreußen vor den anrückenden russischen Panzern sehr mühsam und mit großen Opfern geflohen. Welch eine Fahrt zum Friedhof am Ende eines doch noch ganz erfreulichen Lebens auf einer Aussiedlerstelle am Nordseedeich in Friesland!

Am nächsten Morgen ging ich zum ersten Mal zu Fuß von zu Hause in die Praxis. Eine Arzthelferin hatte sich auch dahin durchgekämpft und versuchte, den Eingang zum Wartezimmer frei zu schaufeln. Wir erfuhren, dass vor der Apotheke ein Lieferwagen vom Großhandel voller Medikamente im Schnee stecken geblieben war. So waren wir im Dorf wenigstens gut mit Arznei versorgt.

Es dauerte nicht lange und der erste Patient kam mit einem Schlitten, auf den er schon seinen Lebensmitteleinkauf gebunden hatte. Wir wussten, welchen Weg er zurück nach Hause gehen musste. Und so rief die Arzthelferin die an der Wegstrecke wohnenden, sehr kranken und medikations-bedürftigen Patienten an, ob sie noch mit Arznei gut versorgt sind. So konnte der Patient mit dem Schlitten notwendige Botendienste zur Apotheke mit übernehmen.

Diese Vorgehensweise hat sich dann sehr bewährt, und wir haben sie für die schlimmen Schneetage weiter beibehalten. Ich war der einzige Arzt im Ort, da mein Kollege sich schon vor über einer Woche zu einem Urlaub auf den Balearen abgemeldet hatte. Wir bildeten im Rathaus der Gemeinde einen Krisenstab, heute würde man so etwas „task force" nennen.

Völlig neue, mir unbekannte Probleme tauchten jetzt auf: Wir brauchten plötzlich mehrere Hubschrauberflüge für Patienten, die auf eine Dialyse angewiesen waren. Ein Fortkommen auf den tief verschneiten und verwehten Straßen war unmöglich geworden. Hauskrankenpflege-Einsätze mussten neu zusammengestellt werden, weil die übliche Auto-Route nicht mehr machbar war. Allerlei war zu organisieren. Der Bürgermeister und der Leiter des Bauhofs der Gemeinde erwiesen sich als zuverlässig, kreativ und relativ stressresistent.

Aber auch so etwas Dreistes ist mir in Erinnerung geblieben: der Anruf aus einem Bauernhof, wo doch Trecker und Vorderlader vorhanden waren: Der Schneepflug vom Bauhof der Gemeinde möge doch ein paar Pakete Windeln für das Baby vorbeibringen. Solche Anrufe waren aber die absolute Ausnahme. Insgesamt rückte die Gemeinde gut zusammen und half sich gegenseitig.

36. Kollegiale Zusammenarbeit

Bei mir zu Hause klingelte es am ersten Schneekatastrophen-Abend an der Tür. Er sei Kollege, sagte der Mann draußen im Schnee. Er sei erst vor kurzem ins Dorf gezogen und könne nun nicht zum Dienst in das Krankenhaus fahren, in dem er als Assistenzarzt in der Kinderklinik arbeite. Ob er mir helfen könne, etwa durch Hausbesuche, oder anderes?

Aus dieser für mich völlig überraschenden und tief anrührenden Begegnung ist eine lange Freundschaft und auch eine gute, fruchtbare, fachliche Zusammenarbeit für Jahre entstanden. Schon im Frühjahr nach der Schneekatastrophe machten wir gemeinsame Spaziergänge durch das Dorf. Ich beschwor ihn, hier auch eine eigene Allgemeinarzt-Praxis zu eröffnen und so mich zu entlasten, da meine Praxis bereits am Limit war.

Es dauerte noch einige Zeit, aber dann baute er ein Wohnhaus zu einer schönen neuen Praxis um. Ich schenkte ihm zur Eröffnung meinen eigenen Praxisurlaub von drei Wochen. So hatten alle meine Patienten Zeit und Gelegenheit, zu ihm zu wechseln. Alle die mit mir nicht zufrieden waren und die einmal einen anderen Arzt im Dorf aufsuchen wollten, konnten ohne Skrupel wechseln.

Es entstand ein gutes kollegiales, freundschaftliches Zusammenarbeiten. Wir gründeten einen gemeinsamen Vertretungsring für die Nachtstunden und banden später auch andere Kollegen mit ein. Wir boten – o horribile ! – zu Beginn des Urlaubs der anderen Praxis für eine ihrer Arzthelferinnen für einige Tage den Arbeitsplatz in unserer eigenen Praxis an. Das hatte den Vorteil, dass Patienten bei der Urlaubsvertretung in der fremden Praxis eine Mitarbeiterin aus ihrer gewohnten Praxis vorfanden. Zugleich lernten die Helferinnen ihre Kolleginnen und den anderen Arzt kennen und auch Tricks und Verfahrensweisen der anderen Praxis.

Es war ein unglaublich kühnes Modell in einer Zeit, in der Praxen sich gegenseitig als feindliche Konkurrenz betrachteten und oft auch bekämpften, sicher aber kaum zu einer Zusammenarbeit bereit waren.

Nachdem der liebe Kollege ein Jahr niedergelassen war, nahmen wir unsere Spaziergänge noch einmal wieder auf. Unvergessen ist mir sein Bericht damals: *Weißt Du, damals bei unseren ersten Gängen durch das Dorf, da war ich so begeistert von unserem Ort! Wie ordentlich und sauber hier alles war. Alle die vielen, schönen Klinkerhäuser. Die liebevoll gepflegten Vorgärten. Alles so pikobello sauber, die Fenster strahlten, als habe Mutti sie gestern erst geputzt. – Heute sehe ich das alles ganz anders. Ich kenne jetzt so viele Menschen, die hier wohnen. Die Häuser haben für mich eine völlig durchsichtige Fassade. So als wären sie aus Glas gebaut und man schaut hinein wie in ein Puppenhaus der Kinder. Hier wohnt ein Ehepaar, das so ver-*

stritten ist! Dort quält sich ein armer Bein-Amputierter mit seiner Prothese, die immer zu Druckgeschwüren führt, die nicht heilen wollen. Hier ist der Sohn nach einem Streit mit dem Vater rausgeflogen und nie mehr zurückgekommen. Er hatte immer Geld von den Eltern gefordert. Vielleicht war es ja auch nur Liebe, die er forderte? Dort liegt jemand mit so einem grausamen Krebs und kann nicht sterben … Unter jedem Dach ein Ach! …

Ja, damit hat der Kollege etwas ganz Wesentliches benannt: Wir Hausärzte in der damaligen Zeit kannten viele Menschen im Dorf und ihre Lebensumstände. Uns waren Einblicke in die Familienstruktur gegeben, die allgemein nicht bekannt gemacht wurden. Uns waren auch die Türen geöffnet zu Räumen, die ansonsten für die Öffentlichkeit und die Nachbarn unzugänglich waren. Wir machten Hausbesuche im Schlafzimmer der Mitmenschen. Das ist eine absolute „no-go-area" im Haus.

Davon berichtet die Glosse *Herumliegen* im August 1996 im GESUNDHEITSBERATER:

„Ach – ich liege hier so sinnlos herum" sagte einer meiner Patienten beim Hausbesuch auf meine Frage, wie es ihm gehe. Er war schon zwei Wochen krank, und ich besuchte ihn zum dritten Mal.

Mit wenigen Blicken hatte ich seine Umgebung gemustert. Das ist eine Standardübung bei uns Hausärzten. Es war wohl das liebloseste Zimmer des Hauses, in dem er lag, sein Schlafzimmer. Diesen Raum sieht ja sonst keiner, das ist Tabu- und Schamzone zugleich für alle Außenstehenden. Der Arzt darf in diese Zone fast ungefragt einbrechen. Aber dieses Schlafzimmer war mehr eine Rumpelkammer als ein Zimmer. Der Patient lag dort wie abgestellt. Staubsauger und Bügelbrett standen zwischen zwei alten Schränken. Pappkartons lagen auf den Schränken, ein uraltes und total verstaubtes Silberhochzeitskränzchen stand dort noch und auch der Christbaumfuß. Auf dem Boden neben dem Bett lagen die bunten Illustrierten und Hefte vom Kiosk in der Nähe.

„Ich liege hier so sinnlos herum und bin so nervös, ich finde keine Ruhe", sagte dieser Kranke. Es war mühsam, ihm die Ursachen seiner Beschwerden zu erklären. So „sinnlos" herumliegen war natürlich falsch! Die Krankheit hatte schon einen Sinn. Sie sollte ihn zur Be-sinnung bringen.

Vor drei Wochen war mein Patient mit einem Kollaps aus einem stressigen Arbeitsalltag heraus ins Krankenhaus gekommen. „Mein Mann ist besinnungslos geworden", sagte mir damals aufgeregt die Ehefrau am Telefon. Mir war sofort dieses Wort aufgefallen. Sie sagte nicht „bewusstlos", wie man bei uns zu sagen pflegt, sondern „besinnungslos". Dass ihr Mann in dieser, durch Krankheit erzwungenen Arbeitspause einen neuen Lebenssinn erhalten sollte, steckte ja schon in dem Wort: Den alten Sinn seiner Arbeitsauffassung war er los! Aber mein Patient und auch seine Frau hatten es wohl noch nicht gemerkt.

Die Ehefrau wurde meine beste Helferin gegen das

scheinbar nutzlose Herumliegen. Dass die Gedanken nicht zur Ruhe kommen konnten, wurde uns allen schnell klar. Die Augen sprangen ruhelos in dem vollgestopften Zimmer hin und her. Wollte der Kranke sich durch Lesen ablenken, so hüpften die Gedanken durch die sensationellen Einzelschicksale der bunten Regenbogenpresse. Hier musste etwas geschehen. Inneres und äußeres Ordnen waren jetzt wichtiger als Baldrian und Aspirin.

Ein Buch, das ich aus einem Regal bei einem der Kinder des Patienten aussuchte, half zunächst. Ein Buch begleitet besser auf der Wegstrecke zum Gesundwerden als eine Illustrierte. Im Buch geht der Leser an einem Schicksal entlang und begleitet einen Grundgedanken. Diesen träumt er auch dann weiter, wenn er das Buch einmal müde aus der Hand legt. Danach schlägt er die Seite wieder auf, liest die letzten Seiten vielleicht noch einmal, und sein Buch begleitet ihn weiter. Das Buch ist treuer als die bunten Blätter. Mit ihm fing eine Beruhigung und eine Besinnung wieder an.

Einen Blickfang für die Augen hat die liebe Ehefrau dann auch beschafft. Eine Batik an der Wand, ein gemaltes Bild von den Enkeln, Blumen, eine Kerze … vieles kann es sein. Und manches hat sie eingemottet, was hier so verstaubt und lieblos herumstand. So hatte die Krankheit doch noch einen Sinn bekommen:

- Zunächst für den Patienten, der seine Ruhe fand und sich erholte;

- dann für die Ehefrau, die dankbar war, dass sie ihrem Mann so gut helfen konnte;
- zusätzlich für das Schlafzimmer, das entrümpelt wurde;
- und schließlich für den Hausarzt, der sich Zuhause abends das empfohlene Buch selbst noch einmal vornahm.

Dankbar war ich meinem Kollegen vom Schneewinter, dass er nun mit mir diesen wichtigen Dienst der Hausbesuche übernommen hatte und mich so entlastete. Sicherlich machte er auch Besuche in dem erweiterten Sinn wie oben beschrieben. Und dankbar war ich auch meiner vorgesetzten Dienststelle, der Ärztekammer Niedersachsen, dass sie diese seine Niederlassung genehmigte und förderte.

37. „Gehe nie zu deinem Fürst …

… wenn Du nicht gerufen wirst!" lautet ein altes Sprichwort. Und das habe ich immer beherzigt, wenn es um meine vorgesetzten Dienststellen ging. Das waren die Bezirksstelle der Ärztekammer und die Kassenärztliche Vereinigung. Da musste ich nur einmal vierteljährlich hin, um meine „Quartalsabrechnung" abzugeben und neue Formulare abzuholen. Ansonsten hörte und sah ich nichts von „meinem Fürst". Alle Kollegen erzählten Schauergeschichten, unter welche Zwänge sie gesetzt wurden und welche Vorschriften sie peinigten. Machte ich was falsch?

Das sollte ich nach mehreren Jahren dann doch erfahren. Ich bekam die erste offizielle Vorladung vor ein Gremium der Kassenärztlichen Vereinigung. Die Kollegen und Mitarbeiter dieser Institution saßen mir wohlwollend gegenüber und beschworen mich, „kollegialer" zu sein. Ich sei so etwas, was man „ein Kameradenschwein" nenne. (Das Wort, das ich nur aus der Bundeswehrzeit kannte, hat ein Kommissionsmitglied wirklich benutzt!). Was war geschehen?

Es ging um die Geldverteilung für die Ärzte, die zu der Kammer gehörten. Es wurden Leistungen der Ärzte nach einem sogenannten Punktwert besoldet. Der Punktwert wurde nach der Anforderung in den Abrechnungen der Ärzte bestimmt. Der Punktwert wurde für alle Ärzte der Bezirksstelle zusammengerechnet und durch die Zahl der teilnehmenden Ärzte geteilt. Meine Abrechnung war immer, schon seit Jahren die kümmerlichste in dieser Bezirksstelle. Zwar hatte ich sehr viele Patienten, aber pro Patient forderte ich aus dem Topf viel zu wenig an. Und so drückte ich den Punktwert für alle meine Kollegen, weil ich so wenig abforderte.

Was ich denn falsch mache, was ich denn besser tun könne, fragte ich. Und nach dem Blick in meine Unterlagen rief dann der Vorsitzende plötzlich laut und fordernd: „Ja, hier haben wir zum Beispiel etwas: Sie müssen impfen, Herr Kollege, sie müssen impfen! Da haben Sie mehrere Tausend Mark verschenkt. Und gleichzeitig durch das Nicht-Ansteigen des Punktwertes den anderen Kollegen ihren Verdienst geschmälert und vorenthalten".

Das war es also! Technische Leistungen abrechnen! Das bringt Geld. Diese Leistungen können ja auch die Mitarbeiter erbringen, die Arzthelferinnen. Blut-Untersuchungen, EKG, Lungen-Funktions-Messungen und vieles mehr. Es gibt ja viele Geräte, durch die man die Patienten erst einmal durchschleusen kann zum Durchchecken (siehe die Glosse oben). Natürlich hatte ich als Internist diese Geräte auch in meiner Praxis. Aber ich benutzte sie zu wenig zum Geld-Verdienen, meinte „mein Fürst".

38. Über Arzneimittel und Rezepte

Mir fiel ein, dass ich kurz nach meiner Niederlassung unsere Haushaltshilfe gefragt hatte, was man denn im Dorf so über den neuen Arzt erzähle. Sie war etwas verlegen, aber dann berichtete sie, man sei doch durchweg zufrieden und freue sich an den schönen Räumen und an dem freundlichen Personal. „Und vom Doktor und seiner Behandlung, was hört man da?“, fragte ich weiter. Sehr zögerlich kam dann die Antwort: „Ja, da könne man hören, der beredet dich nur!“ Ich fragte nach, ob es hieße „beredet“, oder „berät“. Es gebe doch einen Unterschied zwischen „bequatschen“ und „informieren“. Die Antwort lautete, es sei wohl beides gemeint, eine Mischung aus beidem. War da schon ein Fehlen des technischen Check-ups in der Geräte-Medizin bemerkt und angeklagt?

Und mir fiel wieder ein, dass ich mich oft gewundert hatte, wenn ein Patient aus dem Sprechzimmer heraus nach Hause ging, dass er das zögerlich tat. So als wollte er sagen: „Wie, war das schon alles?“ Das ging so weit, dass einmal eine Patientin nach einem fast einstündigen beratenden Gespräch meine Helferinnen an der Rezeption fragte, ob sie für dieses Gespräch auch einen Krankenschein abgeben müsste, es sei ja schließlich „nichts gemacht“ worden. Nicht einmal ein Rezept für ein Medikament aus der Apotheke habe sie ja bekommen.

Es war die Zeit, als ich das „Beratungs-Rezept" erfand und in der Praxis einführte. Auf diesem notierte ich am Ende einer Untersuchung und dem nachfolgenden Schlussgespräch kurz das, was ich mit dem Patienten besprochen und ihm empfohlen hatte. Und das bekam der Patient auch handschriftlich, auf einem Rezept-Formular, mit Wunsch zur Gesundheit und Unterschrift mit nach Hause. Also zum Beispiel:

1. Mehr Bewegung durch Spazierengehen.
2. Vor dem Schlafengehen kein Fernsehen.
3. Mehr rohe Frischkost aus dem Garten essen.
4. Frischkost immer vor der gekochten Kost essen … usw.

Diese Beratungsrezepte fand ich dann hinter dem Küchenschrankfenster oder an der häuslichen Pinnwand noch Monate später archiviert.

Mit dem Schreiben von Rezepten für Arzneimittel war ich weiterhin sehr vorsichtig und zurückhaltend. Meine Verordnungsweise konnte ich vierteljährlich überprüfen, da den Kassenärzten ein Diagramm vorgelegt wurde, das den Verbrauch an Arzneimitteln in vergleichbaren Praxen anzeigte.

Hatte ich doch bei meinem „Salatprofessor" eine strenge Pharmakologie gelernt. Er pflegte bei Visiten die Wirkungsweise der eingesetzten Medikamente wie im Examen abzufragen. Und wehe es benutzte ein Kollege den Verkaufsnamen eines Medikaments und nicht den chemischen Freinamen. Dann tat er so erstaunt und unwissend.

Von ihm lernten wir Ärzte den gezielten und sparsamen Gebrauch der Pharmazeutika. Unvergessen sind seine Warnungen vor Arznei-Mischpräparaten. Insbesondere vor denen, die in den Apotheken mit Fantasienamen verkauft werden, in denen schon der Name der Krankheit enthalten ist, die damit behandelt werden soll. Sein Musterbeispiel war für ihn immer: „Grippex".

Nun, zu meinem Verhältnis zu Arzneimitteln wäre ja noch vieles zu sagen. Vielleicht findet man zwischen den Zeilen einiges in meiner Glosse *Vier Sekunden für Risiken und Nebenwirkungen,* die im Juli 1995 im GESUNDHEITSBERATER erschien: Also, mit allerlei Warnhinweisen sind wir Ärzte ja gebeutelt! Und dabei sind wir ja die Fachleute, denn: „... zu Risiken und Nebenwirkungen lesen Sie die Packungsbeilage oder fragen Sie Ihren Arzt oder Apotheker!" So tönt es viele Male täglich in den Werbesendungen. Geübte Reklame-Sprecher können diesen Satz in knapp vier Sekunden sagen!

Wir Ärzte haben zahlreiche Mechanismen erfunden, um uns selbst und unsere Patienten vor Risiken und unerwünschten Wirkungen zu warnen. Wir informieren uns selbst durch sogenannte „Rote-Hand-Briefe" des Herstellers oder ein „Netzwerk der gegenseitigen Pharma-Information". Und dem Patienten geben wir dann diese Sammlung von Störungen weiter; mit (hoffentlich) gemischten Gefühlen. Aber mit einer Erleichterung geben wir Warnhinweise auf Nebenwirkungen der Medikamente per „Waschzettel" an die pillenschluckenden „Verbraucher" weiter.

Feige – nicht wahr? Wo wir es doch wissen müssten und wo wir die Patienten beraten müssten über die Therapie und deren Nebenwirkungen. Und dort, wo wir die Patienten warnen müssten und wo wir die Schwere und die Häufigkeit der Nebenwirkungen relativieren müssten, da stecken wir einfach diese fürchterlichen Zettel in die Pillenschachteln. Was waschen diese „Waschzettel" denn eigentlich? Das schlechte Gewissen des Doktors?

Wer diese Warnhinweise nun wirklich genau liest, dem vergeht als Patient sicherlich der Appetit auf Heilung. Es beschleicht ihn der Gedanke, der Doktor wolle ihn umbringen mit dem „Zeug", das er da schlucken soll. Ich glaube, mir ginge es genauso! Da lobe ich mir doch die risikoarme Homöopathie!

Aber wie ist das eigentlich mit diesen Warnhinweisen? Liest der Patient sie auch? Oder lesen die Waschzettel nur die sensiblen, ängstlichen und hypochondrischen Leute? Es soll ja Menschen geben, die schon beim Lesen des Beipackzettels die darin beschriebenen Nebenwirkungen sofort entwickeln. Und alle die anderen Patienten, insbesondere diejenigen mit dem allgemeinen Suchtverhalten und mit der Medikamentenabhängigkeit? Lesen und beherzigen diese die Packungsbeilage oder schlagen sie alle Warnhinweise in den Wind und schlucken alles – auch ungelesen?

Immer wieder juckt es meinen Federhalter, einen Beipackzettel für Zucker, für Salz (womöglich für jodiertes!), für Bier oder für Schokolade zu schreiben. Grauenvoll, was da alles draufstehen müsste: von Schlaflosigkeit bis zur Leberzirrhose, von Zahnausfall bis zum Delirium. Oder wenn man einen solchen Warnhinweis für den Schulweg unserer Kinder schreiben müsste? Wo überall sind Gehplatten lose auf dem Fußweg? Welche Autofahrer fahren wieder betrunken oder mit Medikamenten im Bauch auf der Straße herum? Welche Dachziegel sind lose und könnten einem auf den Kopf fallen? – Viele Gefahren lauern da! Aber würden wir es beherzigen, wenn auf der Schokolade stände: führt zu Zahnverfall? Und auf der Bierflasche: führt zur Leberschrumpfung?

Rein theoretisch liest ein Raucher, der 20 Zigaretten pro Tag raucht, im Jahr 7300 Mal den Hinweis des Gesundheitsministers, dass das Rauchen seine Gesundheit gefährdet. Nützt das? Gibt er nach dem dritten Mal Lesen das Rauchen auf?

Alle bösen Bilder aus den chirurgischen Intensivstationen von schrecklichen Kopfverletzungen bei nicht angeschnallten Autofahrern hatten nichts gebracht. Nach wie vor gingen alle sehr locker mit der 1976 eingeführten Anschnallpflicht um. Erst als 1984 ein Bußgeld von 40 DM für Nicht-Angeschnallte eingeführt wurde, schnallte sich die Nation vernünftigerweise an.

39. Für eine gesunde Ernährung und Lebensführung! Die Erfolgsgeschichte des GELB

Ich bekam während meiner Hausarzttätigkeit früh Kontakt zur anthroposophischen Medizin und verdanke ihr viele Kenntnisse aus Vorträgen, Seminaren und Veröffentlichungen. Besonders dankbar bin ich Prof. Dr. Volker Fintelmann aus Hamburg. Auch habe ich zwei Semester lang in Oldenburg an einem Grundkurs zur Anthroposophie teilgenommen und mir ein Basiswissen der Homöopathie erarbeitet. Das führte zu einer langjährigen Beschäftigung mit der Mistel-Therapie, insbesondere bei Krebs. Ich habe viele gute Erfolge damit erzielt.

In meiner Praxis habe ich schon seit 1984 regelmäßig mit Anneliese Riffert gut zusammengearbeitet. Sie war eine der ersten bei der Gesellschaft für Gesundheitsberatung in Lahnstein ausgebildeten Gesundheitsberaterinnen GGB. Sie hat an praxisfreien Mittwoch-Nachmittagen in meinen Praxisräumen Patienten gezielt beraten, die ich wegen ernährungsbedingter Erkrankungen persönlich in der Sprechstunde ausgesucht und vorinformiert hatte. Ab Februar 1985 haben wir dann Gruppen von Patienten gebildet, die eine ähnliche ernährungsbedingte Krankheit hatten.

In einer Woche hörten die Patienten einen Vortrag von der Gesundheitsberaterin GGB, eine Woche später einen Gesundheitsvortrag von mir. Wieder eine Woche später haben wir in einer Lehrküche gemeinsam gekocht, gegessen und letzte Fragen beantwortet. Mehr als 450 Patienten haben wir so umfassend informieren können.

Im Jahr 2004 erschien, von mir und meiner Gesundheitsberaterin GGB Kristina Rodiek geschrieben, im emu-Verlag das kleine Buch *Erfolgreiche Gesundheitsberatung. Warum sie notwendig ist – und wie sie gelingen kann. Unzensierte Gedanken eines Arztes zur Krankheitsvorbeugung.*

Bald war das Schulen meiner Patienten für meine Gesundheitsberaterin GGB Anneliese Riffert und für mich zu wenig an Information, und wir gründeten 1989 einen Gesundheits-Gesprächskreis, zunächst „Körner-Stammtisch" genannt. Die Themen für die Vortragsreihe bereitete ich meistens selbst vor. Es waren anfangs nur drei, später höchstens sechs Mitarbeiter im verantwortlichen „Vorstand" des GELB. Wir haben gemeinsam in mehr als 30 Jahren weit über 340 Vortragsveranstaltungen durchgeführt mit namhaften Referenten aus dem ganzen Bundesgebiet und mit einer großen Zahl an Zuhörern. **GELB** nannten wir unseren Kreis – „**G**esprächskreis für gesunde **E**rnährung und **L**ebensführung in **B**ockhorn". Das wurde bald zum Markenzeichen. Alle GELB-Aktivitäten wurden pressewirksam begleitet. Inzwischen liegen sechs mehrere hundert Seiten starke Bände mit Presseberichten vor.

Die Öffentlichkeitsarbeit eines Arztes für die Gesundheit hat dann meine Standesvertretung im Mai 2016 auch mit der Verleihung der „Ehrenplakette der Ärztekammer Niedersachsen" gewürdigt. Ich habe mich *in besonderem Maße für die ärztliche Versorgung der Bevölkerung eingesetzt und um das Ansehen des Ärzteberufes verdient gemacht,* hieß es in dieser nur selten verliehenen Auszeichnung.

Mehr als 25 Mal hat Dr. Mathias Jung, meist zusammen mit seiner Frau Ilse Gutjahr-Jung, bei GELB referiert. Und immer mussten im Saal Stühle nachgestellt werden. Als Dr. Bruker selbst zum Vortrag nach Bockhorn kam, mussten wir mit über 500 Zuhörern in die Schul-Aula ausweichen. Viele spätere GELB-Referenten hatte ich bei den GGB-Tagungen in Lahnstein gehört und dort nach Bockhorn einladen können. „Na, ist der auch schon GELB geworden?", sagte Ilse Gutjahr dann, wenn ich mit einem Referenten sprach. Das ging auch umgekehrt. Manche inzwischen in Lahnstein hoch angesehene Vortragende habe ich vom GELB aus zur GGB eingeladen.

Ich selbst war aber auch viel zum Referieren unterwegs, auch bundesweit. Besonders als ich in den Vorstand des bundesweit tätigen „Ökologischen Ärztebund" berufen worden war und in das „Naturschutz Forum Niedersachsen" und am „Runden Grünen Tisch" im Landkreis Friesland und im „Umweltausschuss" der Ärztekammer saß. In diesen Gremien habe ich viele Informationen gesammelt und Gutes veranlassen können.

Es war die Zeit, als wir gegen die Gentechnik in Lebensmitteln kämpften. Und als in unserer Agrarregion immer mehr Massentierställe gebaut wurden. Da kam sogar das ZDF und filmte in meiner Praxis. Ich berichtete über gesundheitliche Schäden für die Anwohner dieser Stallformen. Ich spürte die tiefe Verpflichtung, öffentlich Stellung zu beziehen für eine gesunde Ernährung und Lebensführung. Ich spürte einen Auftrag, an der Erziehung meiner Mitmenschen zu einem gesunden Leben mitzuwirken.

Das hat für einige Jahre meinen Alltag neben meiner reinen Praxistätigkeit sehr bestimmt. Und es hat mich nicht nur umgetrieben, sondern auch befriedigt. Ich spürte, dass die Mitarbeit in den Selbsthilfegruppen und die Vortragstätigkeit mir lagen. Ich wurde nicht nur wegen meiner Sachkenntnis und meiner ärztlichen Sichtweise auf die Gesundheitsprobleme und deren Verflechtung mit der Ökologie und unserer Lebensführung gerne eingeladen. Eine wichtige Voraussetzung war, dass ich niemals ein Honorar verlangt habe! Das war für alle NGOs ein Segen. Oft genügte mir ein Gastbett bei einem der Veranstalter. Oder ich fuhr spät in der Nacht mit einem Hörbuch im Auto noch weite Strecken nach Hause.

40. Und die eigene Gesundheit? Und der Umgang mit der eigenen Endlichkeit?

Vor dem Schluss noch einmal die Frage nach der eigenen Gesundheit und nach dem Umgang mit der eigenen Endlichkeit. Die Beantwortung dieser Fragen hatte ich angekündigt, und damit möchte ich auch meine Berichte in diesem Buch abschließen.

So ging es also, wenn der Tod einen zwischen den Schultern berührt hatte … Mit diesem Satz beginnt das letzte Buch (1950) „*Missa sine nomine*" meines Lieblings-Schriftstellers Ernst Wiechert (1889 – 1950, SW Bd. 6, S. 7). Dieser Satz kam mir in den Sinn, als ich ganz plötzlich 2004 mit einer Krebserkrankung ins Krankenhaus musste.

Nein, das ist zu milde ausgedrückt! Dieser Satz dröhnte mir in den Ohren und nahm mir den Lebensatem, machte mich empfindsam, ängstlich und stieß mich ins Dunkle, in eine mir bis dahin völlig unbekannte, neue Parallelwelt, die Welt der Krebskranken.

Es geschah, als ich noch nicht ganz 65 Jahre alt war, mitten in der Ablösung aus meinem Berufsleben. Ich wollte gerade meinen Praxisnachfolger in sein Amt einarbeiten. „Fortgeschrittener, aber noch nicht fern abgesiedelter Prostata-Krebs" war die Diagnose, die mir mein urologischer Kollege wie einen nassen

Waschlappen um die Ohren haute. Ich hatte überhaupt keine Beschwerden und war nur durch vorher nicht beachtete, jetzt erstmals gemessene krankhafte Laborwerte aufgefallen.

Das passte nun gar nicht in meinen Praxisablauf und riss mich vollständig aus meinem Lebensplan. Ich wurde aber nach wenigen Monaten ganz wiederhergestellt. Nötig war dazu eine Radikaloperation durch einen genialen Kollegen aus Persien, der mehrere „handgeschriebene" Ikonen in seinem Sprechzimmer hatte, was mir sehr sympathisch war. Er war für seine großartigen Operationserfolge bekannt.

Und eine REHA war erforderlich geworden. Bei der REHA hatte ich mir jeden Besuch verbeten und mich mit strenger Zurückgezogenheit, Lektüre, Hörbüchern und einsamen Spaziergängen ganz auf meine Genesung konzentriert. Man befreite mich als ärztlichen Kollegen von allen Pflichtvorträgen für Patienten. Hier hatte ich nun wirklich einen Vorteil durch meine Profession. Man ließ mich gesund werden, leise beobachtet und begleitet. Ich erholte mich rasch.

Mein Leben veränderte sich durch diese Krankheit vollständig. Ich hatte die Praxis abgegeben und machte nur noch an praxisfreien Mittwoch-Nachmittagen Sprechstunden mit Venen-Verödungen nach der Methode von Prof. Linser und Beratungen zur Misteltherapie bei Krebs. In beiden Fächern hatte ich mich sehr eingearbeitet. Ich fühlte mich erleichtert von zeitlichen und von allerlei ungeliebten Verpflichtungen der großen Kassenarztpraxis. Ich hatte die Krankenkassen-Zulassung abgegeben und behandelte nur noch in einem weitläufigen Terminplan. Ich hatte ganz viel Zeit für jeden Patienten.

Privat veränderte sich natürlich auch vieles. Meine liebe Frau und ich genossen unsere Unabhängigkeit von beruflichen Verpflichtungen und Terminen. Wir kauften uns ein kleines Wohnmobil und bereisten, oft wochenlang, das nördliche Europa. Dänemark, Schweden, Norwegen und Finnland waren unsere Ziele. Aber auch England, Schottland, Irland und Island. Und gerne waren wir in den baltischen Staaten und regelmäßig in Masuren, dieser herrlichen, jetzt polnischen Landschaft, in der ich geboren worden war. „Das Land der dunklen Wälder und kristallenen Seen".

Überall suchten wir die Stille. Wir mieden die Städte und Touristenorte und suchten die Einsamkeit an den Seen und den Meeresküsten. Das war ein herrliches Leben in der einfachen Zurückgezogenheit in unserer kleinen Reisemobil-Welt im Angesicht der Großartigkeit der Schöpfung vor unseren Augen und um uns herum. Wir standen mit unserem kleinen „Häuschen" meist frei in der Landschaft und mieden allen Camping-Trubel. Unendlich schöne Plätze haben wir so gefunden. Es war ein neu geschenktes Leben, das wir jeden Tag dankbar annahmen.

Genau 10 Jahre später spürte ich wieder die eiskalte Hand zwischen den Schultern. Gleichzeitig bemerkte ich zusätzlich auch einen mächtigen Fußtritt in den leeren Magen. Alles änderte sich, alles blieb stehen.

Dieses Mal hatte mich ein anderer Krebs erwischt, und zwar mit ganzer Härte und schlimmer als beim ersten Mal. Ich hatte einen in den regionalen Lymphknoten metastasierenden Dickdarmkrebs. Das ganze medizinische Programm fiel über mich her: Teilentfernung des Darms, künstlicher Darmausgang, Bestrahlung, Chemotherapie, erneute Operation. Danach postoperativer Darmverschluss mit Not-OP. Es war eine schlimme Zeit. Unerträgliche Schmerzen und tiefe Verzweiflung bis hin zu Suizidgedanken, die mich zutiefst erschreckten, blieben mir nicht erspart.

Nein! Da half mir mein ärztliches Wissen nicht viel. Zwar verstand ich inhaltlich meine Kollegen in ihrem medizinischen Reden besser und wusste gezielter nachzufragen. Ich konnte auch alle Komplikationen und alle Chancen, die ich hatte, etwas besser einschätzen. Aber half das wirklich bei der Bewältigung der Probleme? Ich glaube das fast nicht. Die Wucht der Krebsdiagnose trifft auch den fachkundigen Arzt tief in seinem Lebenszentrum. Es ist schon grausam, wenn ich als Arzt, dessen Lebensaufgabe es ist, Leben zu erhalten, selbst Leben zerstörende Chemotherapie zu mir nehmen muss. Um nur einen, vielleicht nicht so naheliegenden, Aspekt zu benennen.

Schlimm war und ist für mich der Verlust meiner Autonomie, meiner Unversehrtheit, meiner Unabhängigkeit. Ich war mit dieser Krebskrankheit nicht mehr autark, nicht mehr der Herr über mein Tun und über meine Zeit. Der Krebs mit all seinen Folgen hat jetzt das Sagen in meinem Leben!

Die gesundheitlichen Folgen dieser zweiten Krebskrankheit plagen mich bis heute täglich, einige sind geblieben. Sie mischen sich mit den Beschwerden, die meinen nachlassenden Kräften zuzurechnen sind, bei meinem Alter von über 80 Jahren. Auf die Frage meiner Freunde, ob wir uns zu einem Treffen oder Spazierengehen verabreden können, muss ich antworten: „Muss ich erst einmal sehen, ich weiß nicht, wie es mir dann geht." Und damit ist mein Darm gemeint, mit seinen Koliken und Entleerungsstörungen. So ist es geblieben bis heute. Das ist manchmal schwer auszuhalten und zwingt zur Bescheidenheit.

Auf der Frühjahrstagung 2016 der GGB in der Stadthalle in Lahnstein konnte ich vor über 700 Zuhörern über meine Krankheiten und die Folgen berichten. Ich spürte die Anteilnehme und bekam ungewöhnlich starken Beifall.

Das war es, was mir etwas geholfen hat in der Begegnung mit dem Krebs, dem Leiden, den Krankenhausaufenthalten und der Endlichkeit des Lebens. Es ist die Begegnung und Verbindung mit den liebevollen Menschen um mich herum. Allen voran natürlich meine liebe Frau und die Familie. Aber auch die Bindung an die Brüder meines Klosters und an weitere kirchliche Gruppen und andere Verbindungen wie etwa die GGB. Und es ist die Entscheidung, diese Bindungen mehr zu pflegen und mich von Menschen und Beschäftigungen zu trennen, von denen ich merke, dass sie mir nicht guttun.

Geholfen hat mir immer die volle Offenheit, mit der ich mich zu meinen Krankheiten und meinen Beschwerden bekennen konnte. Das ist nicht selbstverständlich mit zwei Krebsarten, die mit den Ausscheidungen und mit der Potenz zu tun haben, die schambesetzt sind. „So etwas da unten herum", sagt man im Volksmund. Wenn man in voller Wahrheit seinen vertrauten Mitmenschen alles sagen darf, was so belastet, das erleichtert und hilft beim Ertragen des Kummers und der Schmerzen. Und es hilft beim Gesundwerden.

Jetzt wurde es auch für mich plötzlich notwendig, an die eigene Vergänglichkeit zu denken, abschiedlich zu leben. Mit den Patienten hatte ich das ja schon immer geübt und auch vielfältig besprochen. Es waren viele, viele Patienten, die ich bis an ihr Lebensende, bis zu ihrem letzten Atemzug begleitet hatte. Ich habe ja schon davon erzählt.

Auch hatte ich zu dem Thema Krankheit und Sterben vielfach referiert. Ich hatte eine große Bibliothek zum Thema „ars moriendi" und zur Sterbehilfe und verwandten Themen zusammengesammelt. Ich hatte bei einer Tagung der GGB (wegen der großen Teilnehmerzahl im Pilgerzelt in dem Lahnstein benachbarten Ort Vallendar) der großen Schweizer Sterbeforscherin Dr. med. Elisabeth Kübler-Ross (1926 – 2004) buchstäblich zu Füßen gesessen und mit ihr diskutieren können.

Ich hatte ein Buch zum Thema *Vom Sinn des Leidens* geschrieben und mit diesem Thema deutschlandweit Vorträge gehalten. Ich hatte bei Hospiz-Helfern über Spiritualität referiert. Aber betraf das alles auch mich? Theoretisch war ich gut informiert. Half das alles? Die Theorie war ausgeleuchtet, jetzt war ich in der Praxis angekommen!

Wieder sage ich dasselbe wie oben schon mehrfach: Es half kein Grübeln und Wegdenken, kein Verdrängen, kein Verstecken, sondern nur die Konfrontation mit den Gedanken um die Krankheit und um das bevorstehende Lebensende. Es half das nach draußen gehen, das nach vorne schauen, das Pläne haben. Das Plänemachen ist sicherlich das Hilfreichste. Das alles half, das Jammerpotential zu mildern und wieder Vertrauen in den eigenen Körper zu bekommen. Auch wenn der Tod die Hand zwischen die Schultern legte, halfen Mitmenschen, Freunde. Es half das liebevolle Gespräch.

41. Zum Schluss

Wird das alles, was ich hier aufgeschrieben habe, irgendeinen Menschen interessieren? Wird nicht manch ein Leser denken: „Da erzählt einer selbstverliebt sein Leben?“ Für wen schreibe ich es? Natürlich auch für mich, um mein Erlebtes festzuhalten. Und für meine Nachkommen, um dem Erinnerungsbild von mir später einen authentischen Inhalt zu geben. Aber eben auch für die Leser mit der Aufforderung, das Empfinden des eigenen Erlebten wahrzunehmen, wie ich es habe zeigen können. Marie von Ebner-Eschenbach (österreichische Schriftstellerin, 1830 – 1916) formulierte das so:

Nicht was wir erleben, sondern wie wir empfinden, was wir erleben, macht unser Schicksal aus.

Mein stets bewunderter, langjähriger Freund Dr. Mathias Jung von der Dr.-Max-Otto-Bruker-Stiftung hat diesen ärztlichen Lebensbericht angeregt. Ihm sei herzlich gedankt dafür, denn er hat mir dadurch gute und nachdenkliche Stunden bereitet. Viele Stationen meines Lebens sind wieder an mir vorbeigezogen. Ich habe meinem ganzen Leben noch einmal den Puls gefühlt. Danke, lieber Mathias.

Besonders zu danken ist auch meiner lieben Frau,

die die meisten Erlebnisse und Gedanken miterlebt und mitgetragen hat. Sie hat mein Aufschreiben immer angeregt und gefördert und hat aufmerksam Korrektur der Aufzeichnungen gelesen.

Meine Gedanken, ob es richtig ist, Erlebtes der Öffentlichkeit preiszugeben, teile ich mit Helga Schubert. Diese, ebenfalls so wie ich, 1940 geborenen Schriftstellerin und Psychotherapeutin hat bei dtv ein Erinnerungsbuch veröffentlicht. Es trägt den Titel *Vom Aufstehen, ein Leben in Geschichten* und wurde mit dem Ingeborg Bachmann-Preis 2020 ausgezeichnet. In diesem Buch heißt es auf Seite 214:

… Ist es nicht anmaßend, sich so ernst zu nehmen? Woher kommt die Überzeugung, gerade diese Begebenheit könnte auch nur einen einzigen Leser, eine einzige Leserin aufhorchen lassen? Woher kommt die Kraft, um die Aufmerksamkeit dieser anderen Menschen zu bitten, ihre Zeit und ihr Interesse zu beanspruchen?

Wissen sie nicht alles, sind sie nicht schon erwachsen, lebenserfahrener, sind sie nicht raffinierter im Geschmack, werden sie sich nicht langweilen, werden sie nicht spotten, heimlich oder ganz offen, werden sie die Geschichtenschreiberin nicht einfach verscheuchen?

Etwas erzählen, was nur ich weiß. Und wenn es jemand liest, weiß es noch jemand. Für die wenigen Minuten, in denen er die Geschichte liest, in der unendlichen, eisigen Welt …

Und nach diesen weisen Worten von Helga Schubert, denen ich voll zustimme, möchte ich erneut mit einem Zitat meines Lieblingsdichters Ernst Wiechert schließen. Er schreibt in seinen Lebenserinnerungen *Jahre und Zeiten* (1947/48, SW Bd. 9, S. 399):

... und jedes reiche Leben ruht wohl zuletzt nicht auf der Fülle der Erlebnisse, sondern auf der Inbrunst, mit der man sich ihnen geöffnet hat, so dass sie tief auf den Grund des Herzens fallen können, wo sie dann unverlierbar ruhen, wie Steine, die in einen Brunnen gefallen sind.

Ich wünsche allen Lesern, dass sie sich diesem reichen Erleben öffnen. Ich wünsche allen das Vermögen, ihre Gesundheit dankbar anzunehmen.

Eigentlich müsste der Verlag jetzt hier noch ein Paar Seiten für mich frei lassen. Denn ich selbst will gerne noch manche schönen Erlebnisse „tief auf den Grund des Herzens" fallen lassen und sie „unverlierbar" behalten.

Ein Verlag, ein Haus, eine Philosophie.

Millionen Bundesbürger kennen den kämpferischen Ganzheitsarzt Dr. Max Otto Bruker (1909–2001) aus dem Fernsehen, aus Vorträgen, durch den „Mundfunk" überzeugter Patienten. Vor allem lesen sie aber die rund 30 Bücher des schwäbischen Humanisten und Seelenarztes. Mit einer Gesamtauflage von mehreren Millionen Exemplaren ist Max Otto Bruker der wohl bedeutendste medizinische Erfolgsautor im deutschsprachigen Raum. Der – in der Nachfolge des Schweizer Reformarztes Bircher-Benner scherzhaft „Deutschlands Vollwertpapst" genannte – Massenaufklärer, langjährige Klinikchef und Ernährungsspezialist lehrt zwei fundamentale Erkenntnisse Patienten wie Gesunden: Der Mensch wird krank, weil er sich falsch ernährt. Der Mensch wird krank, weil er falsch lebt.

Hinter den Erfolgstiteln des emu-Verlages steht ein bedeutender Forscher und Arzt, eine Bewegung, ein Haus und tausende Schülerinnen und Schüler. 1994 wurde das „Dr.-Max-Otto-Bruker-Haus", das Zentrum für Gesundheit und ganzheitliche Lebensweise, auf der Lahnhöhe in Lahnstein bei Koblenz bezogen. Es stellt die äußere Krönung des Brukerschen Lebenswerkes dar: Der lichte Bau mit seinem Grasdach, den Sonnenkollektoren, seinen Seminarräumen, dem Foyer mit der Glaskuppel, 18 biologischen Gäste-Appartements, dem wunderschönen Brukergarten mit Kneippanlage, Raum der Stille, Naturwald mit Barfußpfad und dem Lehrpfad sind als Treffpunkt für all jene konzipiert, denen körperliche und seelische Gesundheit, ökologische und spirituelle Harmonie Herzensbedürfnis und Sehnsucht sind.

Hinter dem eleganten Halbmondkorpus mit dem markanten Grasdach verbirgt sich eine Begegnungsstätte für Gesundheitsbewusste, Seminarteilnehmer, Trost-, Ruhe- und Anregungsbedürftige.

Feste Termine:

Jeden Dienstag, 18.30 Uhr: Vortrag Dr. phil. Mathias Jung (Lebenshilfe und Philosophie)
Jeden Mittwoch, 10.30 Uhr: Fragestunde mit Dr. med. Jürgen Birmanns (Ärztlicher Rat aus ganzheitlicher Sicht)

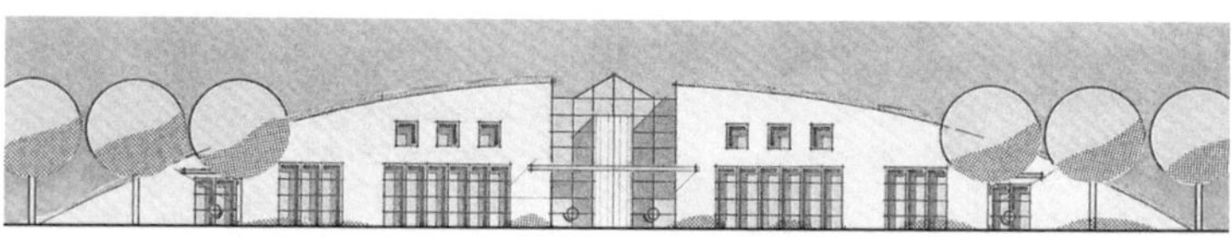

Das Dr.-Max-Otto-Bruker-Haus

Ausbildung Gesundheitsberater/in GGB
Lebensberatung/Frauen-, Männer- und Paargruppen

Die vitalstoffreiche Vollwertkost hat ihre Verbreitung, auch im klinischen Bereich, durch die unermüdliche Information und praktische Durchführung von Dr. M. O. Bruker gefunden. Um die Erkenntnisse gesunder Lebensführung und die durch falsche Ernährung provozierte Krankheitslawine ins öffentliche Bewusstsein zu rücken, bildet die von ihm 1978 gegründete „Gesellschaft für Gesundheitsberatung GGB e. V." ärztlich geprüfte Gesundheitsberater/-innen GGB aus. Über 5700 Frauen und Männer haben bislang die berufsbegleitende Ausbildung bestanden und wirken in Volkshochschulen, Bioläden, Lehrküchen, Krankenhäusern, ärztlichen Praxen, Krankenversicherungen und ähnlichen Bereichen.

Das Basiswissen Ernährung und Gesundheit wird im Grundlagenseminar vermittelt. Es kann von jedem Interessierten besucht werden. Auf der Lahnhöhe erhalten Sie durch das GGB-Expertenteam nicht nur eine sorgfältige Grundlagenausbildung über die vitalstoffreiche Vollwerternährung und den Krankmacher der „entnatürlichten" (denaturierten) Zivilisationsernährung (raffinierter Fabrikzucker, Auszugsmehle, fabrikatorische Öle und Fette, tierisches Eiweiß usw.), sondern gewinnen auch Einblick in die leibseelischen Zusammenhänge der Krankheiten.

Praxisseminare/Kochkurse

Das Dr.-Max-Otto-Bruker-Haus verfügt über eine Lehrküche sowie einen großen Kräutergarten. Es werden zahlreiche vegetarische Koch- und Backkurse für eine moderne vitalstoffreiche Vollwertkost angeboten. Der Schwerpunkt liegt auf einer „alltagstauglichen", aber dennoch fantasievollen, gesunden Ernährung ohne Tiereiweiß.

Das Programm umfasst Einführungskurse in die vitalstoffreiche Vollwertkost, Brotbackkurse, Männerkochkurse, Weihnachtsbäckerei und seit 2011 auch Wildkräuterseminare (incl. Zubereitung von Wildkräutergerichten).

Anfragen zur Gesundheitsberater-Ausbildung und Praxis-Seminaren in der Lehrküche in Lahnstein, wie zu den Selbsterfahrungsgruppen, Lebensberatung, Paartherapie und Psychotherapie bei Dr. Mathias Jung und Psychologischer Psychotherapeut Hassan El Khomri, zu weiteren Tages- und Wochenendseminaren sowie Einzelberatung sind zu richten an die

Gesellschaft für Gesundheitsberatung GGB e.V.,
Dr.-Max-Otto-Bruker-Str. 3,
56112 Lahnstein
Tel.: 02621/917017, 917018, Fax: 02621/917033
E-Mail: seminare@ggb-lahnstein.de
Internet: www.ggb-lahnstein.de

Fordern Sie ebenfalls ein kostenloses Probe-Exemplar der Zeitschrift „Der Gesundheitsberater" an.

Dr. med. M.O. Bruker und Co.-Autoren

Bruker: **Unsere Nahrung – unser Schicksal**
464 S., gebunden,
ISBN 978-3-89189-223-7

Bruker: **Lebensbedingte Krankheiten**
363 S., gebunden,
ISBN 978-3-89189-006-6

Bruker: **Idealgewicht ohne Hungerkur**
121 S., gebunden,
ISBN 978-3-89189-005-9

Bruker: **Stuhlverstopfung**
145 S., gebunden,
ISBN 978-3-89189-004-2

Bruker: **Herzinfarkt**
177 S., gebunden,
ISBN 978-3-89189-007-3

Bruker: **Leber-, Galle-, Magen-, Darm- und Bauchspeicheldrüsenerkrankungen**
187 S., gebunden,
ISBN 978-3-89189-008-0

Bruker: **Erkältungen müssen nicht sein**
165 S., gebunden,
ISBN 978-3-89189-009-7

Bruker: **Rheuma – Ursache und Heilbehandlung**
176 S., gebunden,
ISBN 978-3-89189-010-3

Bruker/Gutjahr: **Biologischer Ratgeber für Mutter und Kind**
352 S., gebunden,
ISBN 978-3-89189-011-0

Bruker: **Diabetes – Ursachen und biologische Behandlung**
132 S., gebunden,
ISBN 978-3-89189-012-7

Bruker: **Allergien müssen nicht sein**
248 S., gebunden,
ISBN 978-3-89189-033-2

Bruker/Gutjahr: **Zucker, Zucker ...**
345 S., gebunden,
ISBN 978-3-89189-034-9

Bruker: **Kopfschmerzen**
158 S., gebunden,
ISBN 978-3-89189-035-6

Bruker/Gutjahr: **Diäten**
277 S., gebunden,
ISBN 978-3-89189-205-3

Bruker/Gutjahr: **Cholesterin**
141 S., gebunden,
ISBN 978-3-89189-036-3

Bruker/Gutjahr: **Osteoporose**
140 S., gebunden,
ISBN 978-3-89189-038-7

Bruker/Gutjahr: **Reine Frauensache**
293 S., gebunden,
ISBN 978-3-89189-042-4

Bruker/Jung: **Der Murks mit der Milch**
249 S., gebunden,
ISBN 978-3-89189-045-5

Bruker/Gutjahr: **Fasten – aber richtig**
161 S., gebunden,
ISBN 978-3-89189-061-5

Bruker/Gutjahr: **Störungen der Schilddrüse**
176 S., gebunden,
ISBN 978-3-89189-062-2

Bruker/Gutjahr: **Keine Angst vor Bakterien**
155 S., gebunden,
ISBN 978-3-89189-210-7

Bruker/Gutjahr: **Krampfadern**
110 S., gebunden,
ISBN 978-3-89189-074-5

Bruker: **Ärztlicher Rat aus ganzheitlicher Sicht**
2 Bände, 816 Seiten,
ISBN 978-3-89189-002-8

Bruker/Gutjahr: **Naturheilkunde**
318 S., gebunden,
ISBN 978-3-89189-072-1

Bruker/Ziegelbecker: **Vorsicht Fluor**
490 S., Broschur,
ISBN 978-3-89189-013-4

Bruker: **Kleinschriftensammelmappe**
33 St., 4 – 16 Seiten Umfang,
ISBN 978-3-89189-018-9

Gutjahr: **Das große Dr. Max Otto Bruker Ernährungsbuch**
253 S., gebunden,
ISBN 978-3-89189-065-3

Gutjahr: **Vollwertkost zum Kennenlernen**
36 S., Drahtheftung,
ISBN 978-3-89189-075-2

Gutjahr: **Vollwertkost ohne Tiereiweiß**
27 S., Drahtheftung,
ISBN 978-3-89189-229-9

Ilse Gutjahr: **Iss, mein Kind**
136 S., Broschur,
ISBN 978-3-89189-064-6

Ilse Gutjahr/Erika Richter: **Streicheleinheiten**
134 S., gebunden,
ISBN 978-3-89189-063-9

Ilse Gutjahr/Erika Richter: **Mehr Streicheleinheiten**
144 S., gebunden,
ISBN 978-3-89189-170-4

Ilse Gutjahr/Erika Richter:
Brot backen
112 Seiten
Broschur mit Klappen,
ISBN 978-3-89189-113-1

Waltraud Becker: **Korngesund. Das Getreidehandbuch**
124 S., Broschur mit Klappen,
ISBN 978-3-89189-105-6

Ilse Gutjahr: **Einfach raffiniert! 90 Vollwertrezepte ohne tierisches Eiweiß – schnell, lecker & gesund!**
111 S., Broschur mit Klappen,
ISBN 978-3-89189-099-8

Ilse Gutjahr/Werner Sonntag:
Sport und Vollwerternährung Vollwertig Sport treiben
244 S., Broschur mit Klappen,
ISBN 978-3-89189-108-7

Waltraud Becker: **Lust ohne Reue**
190 S., gebunden,
ISBN 978-3-89189-068-4

Ilse Gutjahr: **David gegen Goliath**
Eine Lebensarbeit: Dr. Max Otto Bruker und die Geschichte der Gesellschaft für Gesundheitsberatung GGB.
Von der Krankheit in unserem Gesundheitssystem und den Chancen einer ganzheitlichen Medizin.
293 Seiten, Broschur,
ISBN 978-3-89189-195-7

Gertrud Gummerer/
Wilma Taibon: **HochGenuss**
183 S., gebunden,
ISBN 978-3-89189-171-1

Margarete Vogl:
Wilde Köstlichkeiten
188 S., Halbleinen mit Schutzumschlag,
ISBN 978-3-89189-186-5

Margarete Vogl:
Margarete Vogls kleiner Wildkräuterführer
324 S., Broschur
ISBN 978-3-89189-198-8

Margarete Vogl:
Wildkräuter in der Vollwertküche
234 S., gebunden,
ISBN 978-3-89189-209-1

Helma Danner: **Das große Bio-Kochbuch für Kinder**
297 S., Broschur,
ISBN 978-3-89189-192-6

Alexandra Eideloth/
Kornelia Müller: **Süße Träume Himmlische Kuchen, zauberhafte Torten, fantastische Desserts und mehr … Ein Vollwertbackbuch**
129 S., gebunden,
ISBN 978-3-89189-193-3

Von Dr. Jung sind im emu-Verlag in der „weißen reihe" erschienen:

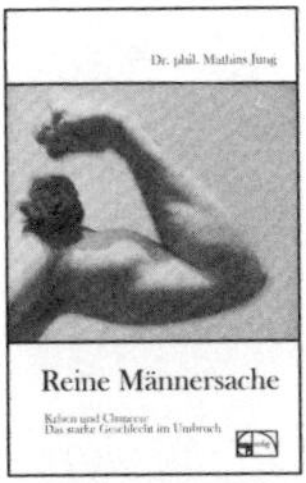

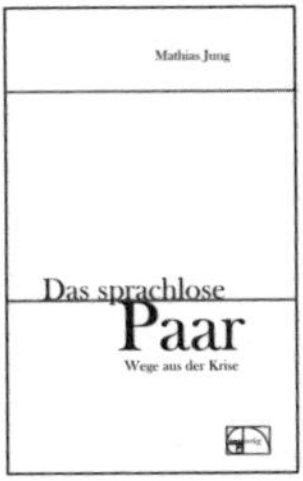

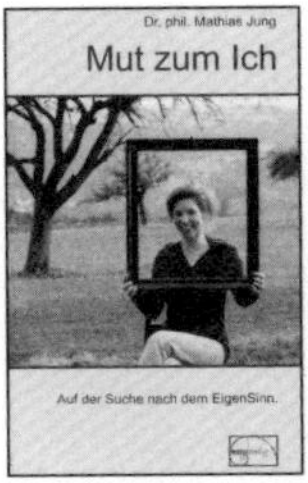

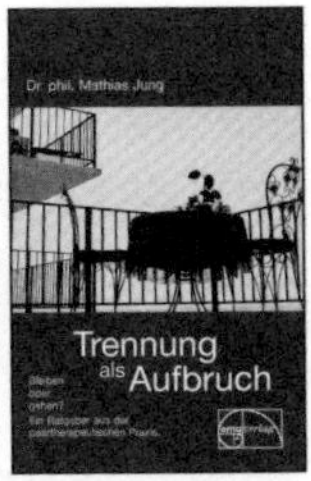

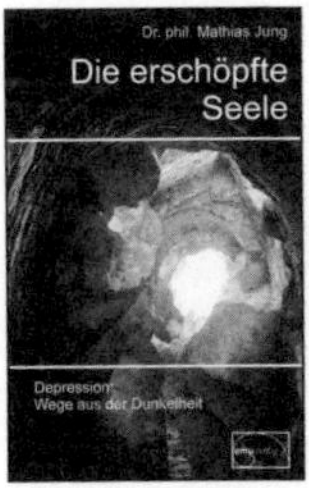

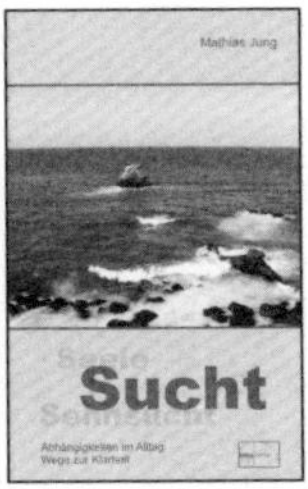

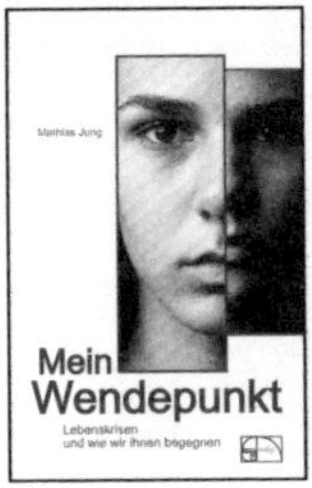

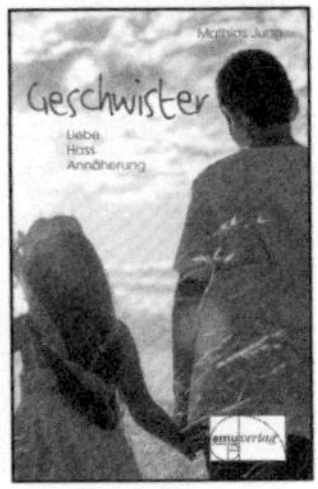

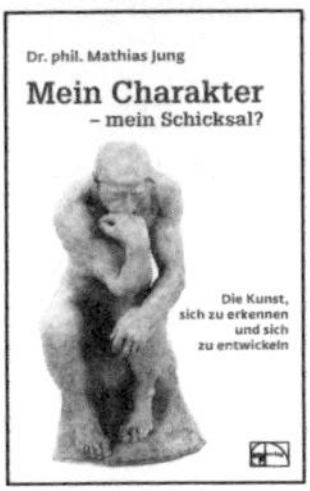

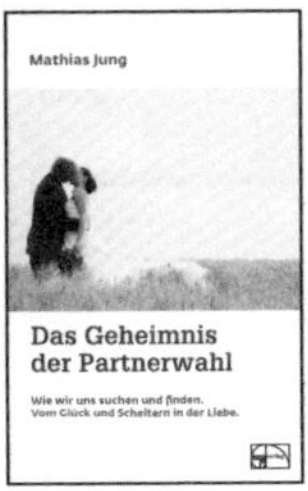

Von Dr. Jung sind im emu-Verlag in der „roten reihe“ erschienen:

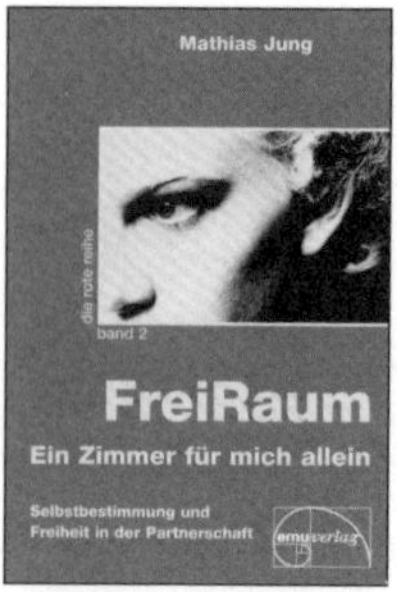

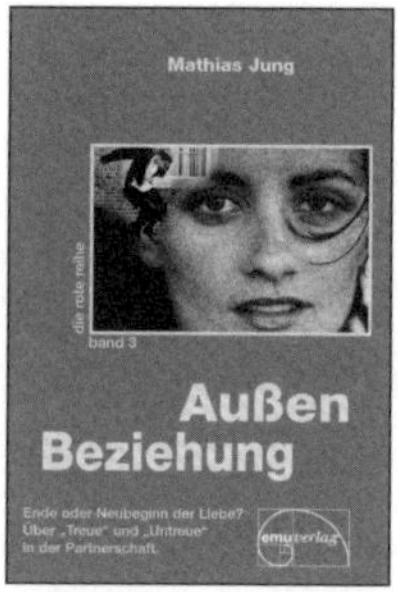

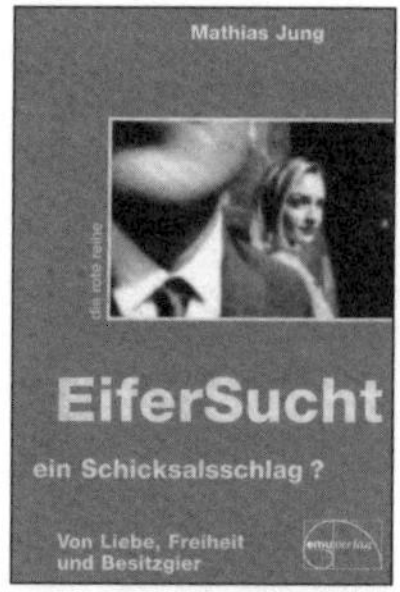

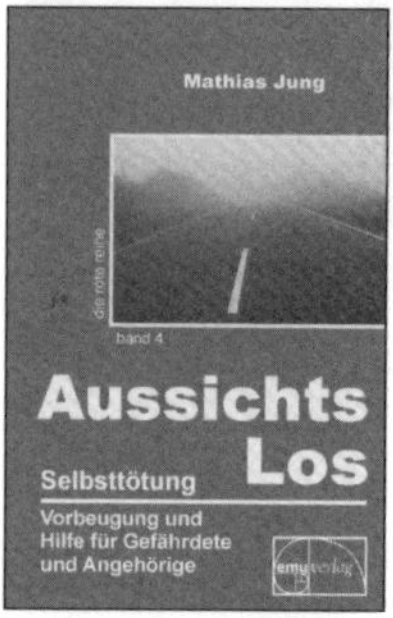

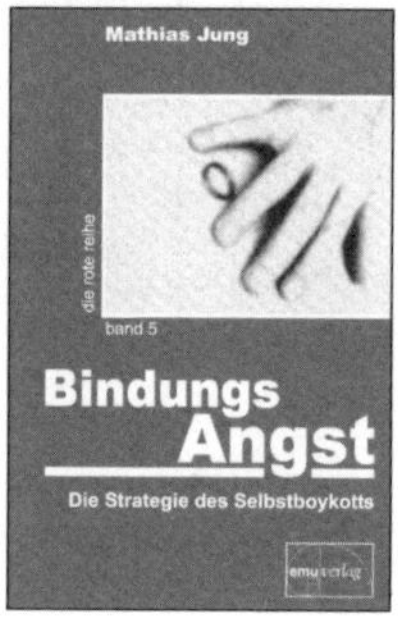

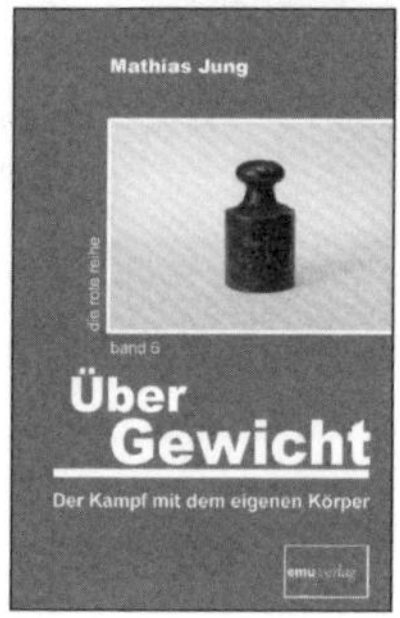

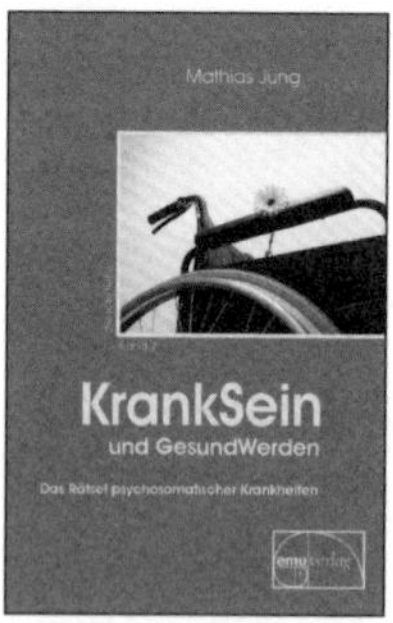

Von Dr. Jung sind im emu-Verlag in der „blauen reihe" erschienen:

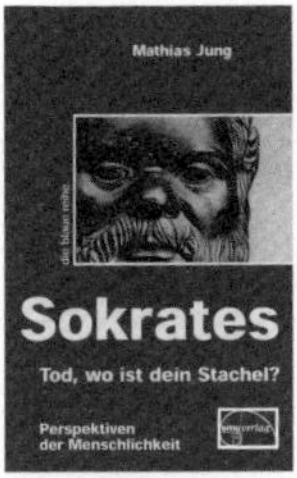

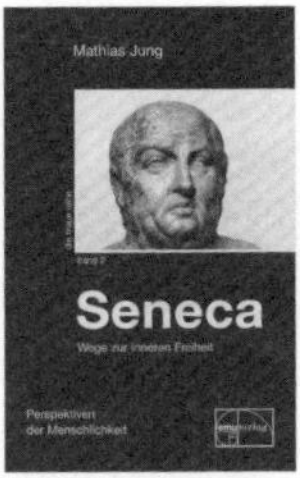

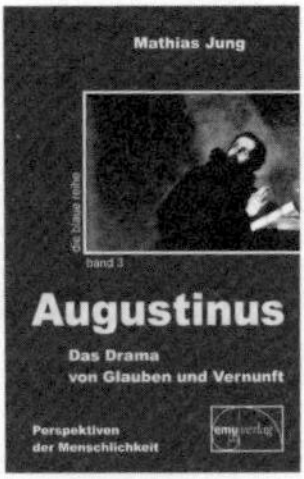

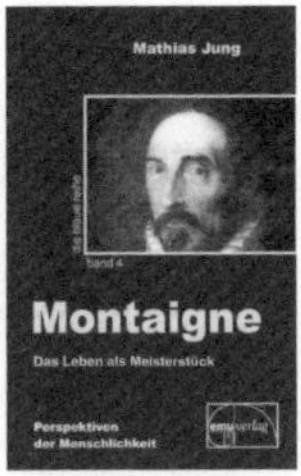

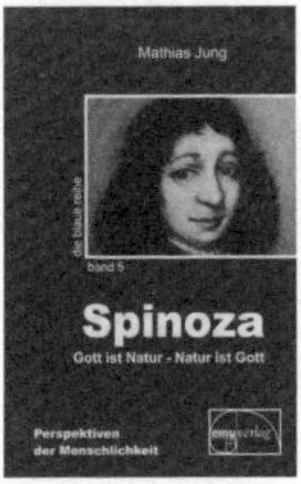

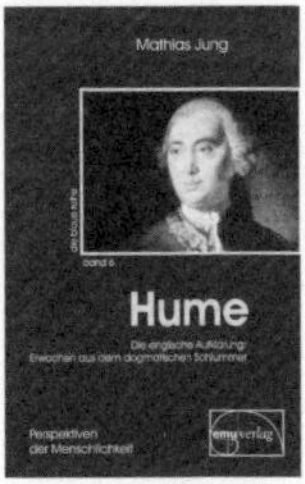

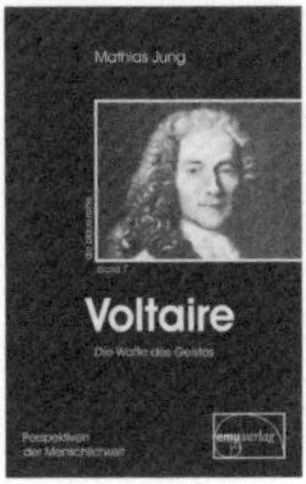

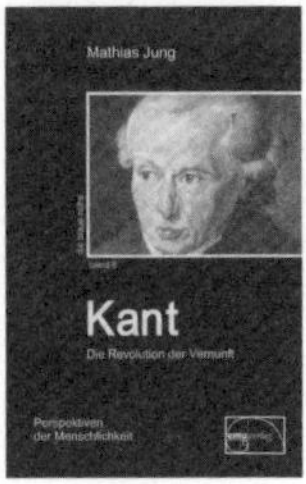

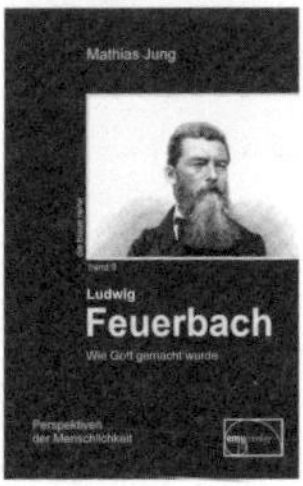

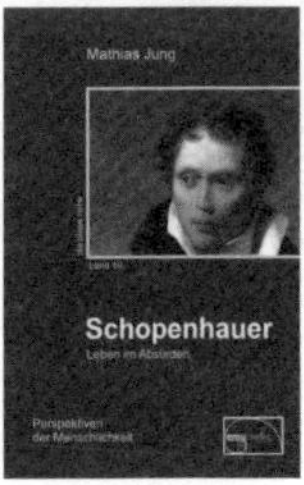

Von Dr. Jung sind im emu-Verlag Märchendeutungen in der „gelben reihe“ erschienen:

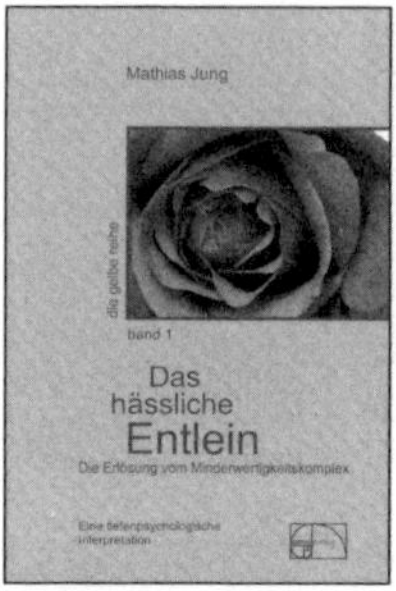

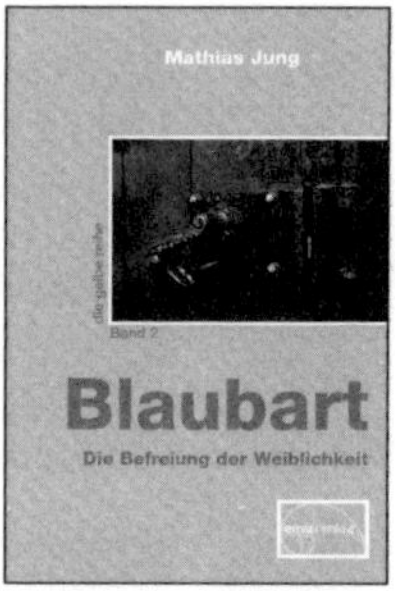

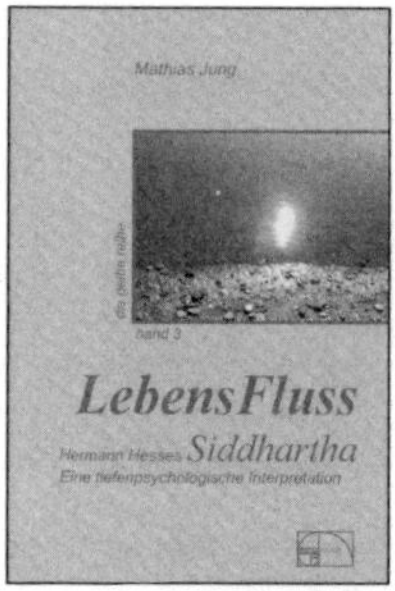

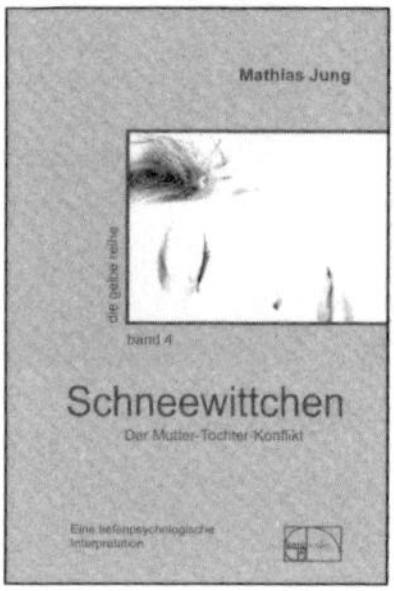

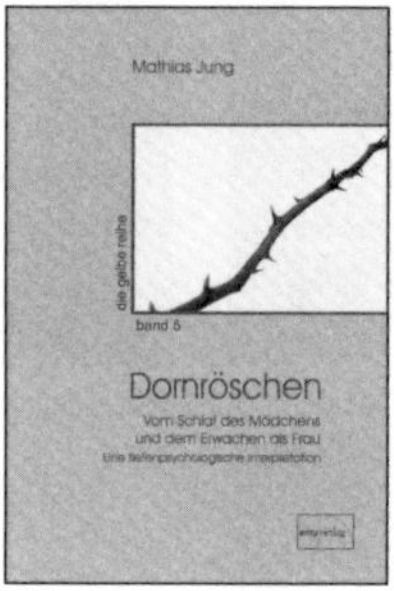

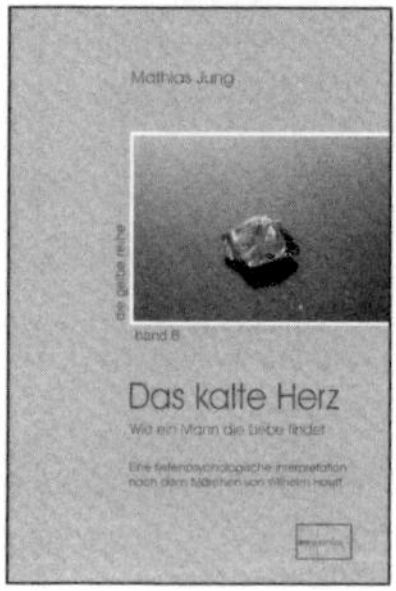